うつ病の
TMS療法

国立精神・神経医療研究センター病院
精神先進医療科 **鬼頭 伸輔** 編

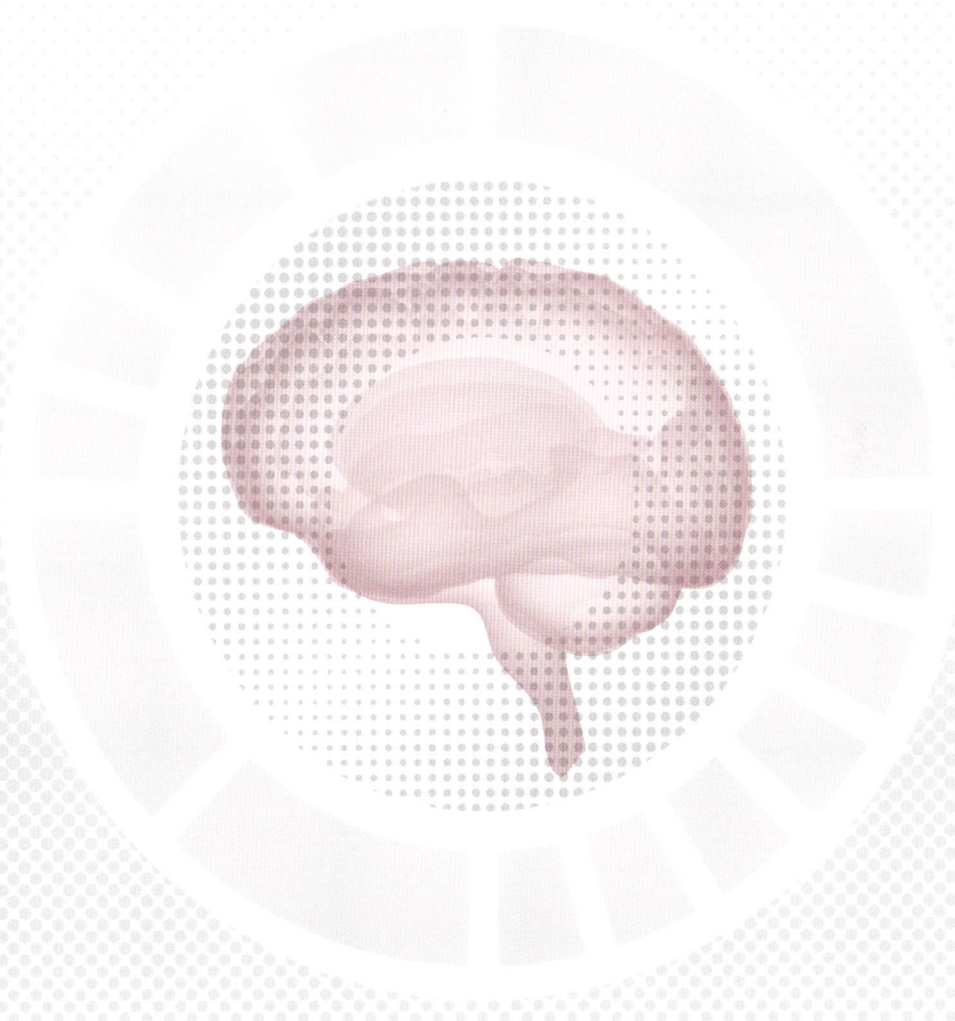

金原出版株式会社

編　集
　鬼頭　伸輔
　　国立研究開発法人 国立精神・神経医療研究センター病院精神先進医療科医長

執筆者
　鬼頭　伸輔
　　国立研究開発法人 国立精神・神経医療研究センター病院精神先進医療科医長

　長谷川　崇
　　杏林大学医学部精神神経科学教室/日比谷産業医事務所所長

　髙宮　彰紘
　　慶應義塾大学医学部精神・神経科学教室/駒木野病院

序　文

　うつ病は，抑うつ気分，興味・関心の喪失を主症状とする疾患で，日本国内における患者数は100万人以上と推計される。自殺の誘因となるほか，就労や就学が困難となるため，うつ病がもたらす社会的損失は，きわめて大きく，より効果的な治療法の確立が切望されている。なかでも，うつ病治療の中心となる薬物療法に対して，約30％の患者は反応しないことが報告されており，このような治療抵抗性を示す患者への新規治療法の確立は喫緊の課題であり，経頭蓋磁気刺激が注目される理由の一つとなっている。

　経頭蓋磁気刺激（transcranial magnetic stimulation：TMS）は，非侵襲的に脳を刺激することで，脳活動を変化させる技術である。規則的な刺激を連続して行うものを反復経頭蓋磁気刺激（repetitive transcranial magnetic stimulation：rTMS）という。海外では，2008年に薬物療法に反応しないうつ病患者への治療方法として認可されている。日本でも，2016年6月現在，薬物療法に反応しないうつ病患者に対して，rTMS療法が薬事承認審査中である。こうした現状をふまえると，近い将来，国内でも，rTMSが新規抗うつ療法として承認され，臨床現場に導入されていくことが予想される。

　rTMSの実施には，正しい知識と相応の技術の習得が必要である。しかし，国内では，臨床医を対象としたrTMSによるうつ病治療の実際の手順を解説した日本語の成書はないのが実情である。このような経緯から，臨床の現場でrTMSが使えるようにプラクティカルな側面からまとめたものが本書である。著者らのグループは，2003年からrTMSを応用したうつ病治療に取り組んでおり，日本でも先駆的な役割を果たしてきた。また，国内外の専門学会や医学雑誌にその成果を多数，発表しており，経験症例数も国内トップレベルである。本書は，これまでの経験から得られたノウハウを反映すべく企画した。

　最後に，臨床における治療の選択肢が広がることで，今後のうつ病治療の発展に少しでも寄与できれば幸いである。

平成28年6月

鬼頭　伸輔

目 次

第1章　TMSの位置づけ　　鬼頭 伸輔 …… 1
1. 脳刺激法としてのTMS …… 2
- Ⓐ 侵襲的脳刺激 …… 2
- Ⓑ 非侵襲的脳刺激 …… 4
- Ⓒ けいれん療法 …… 5
2. 抗うつ療法としてのTMS …… 5

第2章　TMSの歴史と現況　　鬼頭 伸輔 …… 9
1. TMSの原理 …… 10
2. TMSの歴史 …… 12
3. TMSの現況 …… 14

第3章　rTMSとうつ病治療　　鬼頭 伸輔 …… 17
1. rTMSの抗うつ機序 …… 18
- Ⓐ 脳血流・脳代謝とうつ病 …… 19
- Ⓑ うつ病と神経画像 …… 23
- Ⓒ rTMSと機能的結合 …… 23
2. rTMSの刺激条件 …… 24
3. rTMSの有効性 …… 26
- Ⓐ 抗うつ効果の評価 …… 26
- Ⓑ 薬物療法との比較 …… 28
- Ⓒ 抗うつ効果の現状 …… 29

第4章　rTMSの実際　　鬼頭 伸輔 …… 33
1. 適応と禁忌 …… 34
- Ⓐ rTMSに治療反応性を示す患者の臨床的特徴 …… 34
- Ⓑ 磁気刺激法の安全性 …… 35
2. 有害事象 …… 36
- Ⓐ 疼 痛 …… 37
- Ⓑ けいれん …… 38
- Ⓒ 手指の筋収縮 …… 38
3. 問診すべき事項など …… 39

第5章　rTMSの手順　　　　長谷川 崇・鬼頭 伸輔　　43
1. rTMSによるうつ病治療の手順　　44
2. 刺激部位と刺激強度の決め方──APBを基準とした5cm法　　47
   - Ⓐ 刺激部位の決め方　47
   - Ⓑ 刺激強度の決め方　51

第6章　症　例　　　　長谷川 崇・髙宮 彰紘・鬼頭 伸輔　　55
1. うつ病の再燃後に反復経頭蓋磁気刺激が奏効し復職が可能となった症例　　56
2. 反復経頭蓋磁気刺激が奏効し自動車の運転業務が可能となった症例　　59
3. 癌発症後のうつ病に低頻度反復経頭蓋磁気刺激が奏効した症例　　62
4. 両側性の反復経頭蓋磁気刺激が奏効した症例　　65
5. 反復経頭蓋磁気刺激ではなく電気けいれん療法を施行すべきだった症例　　68
6. 電気けいれん療法の施行が困難であり反復経頭蓋磁気刺激により昏迷が改善した症例　　70

第7章　応用編 Tips and Topics　　　　髙宮 彰紘・鬼頭 伸輔　　75
1. うつ病に対する治療効果を高めることはできるのか　　76
   - Ⓐ 背外側前頭前野という広い脳部位の中でより有効性の高い部分はあるのか　76
   - Ⓑ 背外側前頭前野以外の部位への刺激は有効か　77
   - Ⓒ 脳深部への刺激は有効か　79
2. rTMSのうつ病に対する治療時間は短縮できるのか　　81
   - Ⓐ 1回のセッションを40分より短くすることができるのか　81
   - Ⓑ 1コースにかかる期間を4〜6週間より短くすることができるのか　82
   - Ⓒ 急性期治療後に再燃・再発を防ぐためにTMSを用いることはできるのか　83
3. 磁気けいれん療法　　84

第8章　TMSの課題と展望　　　　鬼頭 伸輔　　89
1. rTMSの治療中の薬物療法について　　90
2. rTMSの治療期間について　　91
3. 右前頭前野への低頻度刺激について　　92

第1章
TMSの位置づけ

1 脳刺激法としてのTMS

　臨床研究や精神疾患の治療に用いられている脳刺激法には様々なものがある。一部の脳刺激法は，すでに治療法として認可されている。脳刺激法は，その電気生理学的機序によっても分類することができるが，ここでは，臨床的な側面から理解しやすいように侵襲的脳刺激，非侵襲的脳刺激，けいれん療法に大別した(表1)。

A 侵襲的脳刺激(invasive brain stimulation)

　観血的な処置を要するものを侵襲的脳刺激とした。脳深部刺激(deep brain stimulation：DBS)と迷走神経刺激(vagus nerve stimulation：VNS)は，どちらも刺激発生装置を前胸部皮下組織に埋め込み，持続的な電気刺激を行い，疾患を治療しようとするものである。

1) 迷走神経刺激(vagus nerve stimulation：VNS)

　迷走神経刺激は，刺激電極を左迷走神経に設置する(図1)[1]。海外では，てんかん，うつ病に対して認可されている。

2) 脳深部刺激(deep brain stimulation：DBS)

　重度の治療抵抗性うつ病では，膝下部帯状回の過活動が認められるとの知見から，脳深部刺激では，同部位が治療標的として選択された[2]。健常者と比較して，重度の治療抵抗性うつ病では，膝下部帯状回(Cg25, 図2-a)の脳血流が増大し，背外側前頭前野(F9, 図2-a)や前部帯状回(Cg24, 図2-a)の脳血流が低下しているのがわかる。脳深部刺激による治療後6カ月では，うつ症状が改善した患者では，膝下部帯状回(Cg25, 図2-c)の脳血流が減少し，背外側前頭前野(F9, F46, 図2-c)と前部帯状回(Cg24, 図2-c)の脳血流が増大していることがわかる。こ

表1　脳刺激法(brain stimulation)

侵襲的脳刺激(invasive brain stimulation)
迷走神経刺激(vagus nerve stimulation：VNS)
脳深部刺激(deep brain stimulation：DBS)
非侵襲的脳刺激(noninvasive brain stimulation)
経頭蓋磁気刺激(transcranial magnetic stimulation：TMS)
経頭蓋直流刺激(transcranial direct current stimulation：tDCS)
経頭蓋交流刺激(transcranial alternating current stimulation：tACS)
けいれん療法(convulsive therapy)
電気けいれん療法(electroconvulsive therapy：ECT)
磁気けいれん療法(magnetic seizure therapy：MST)

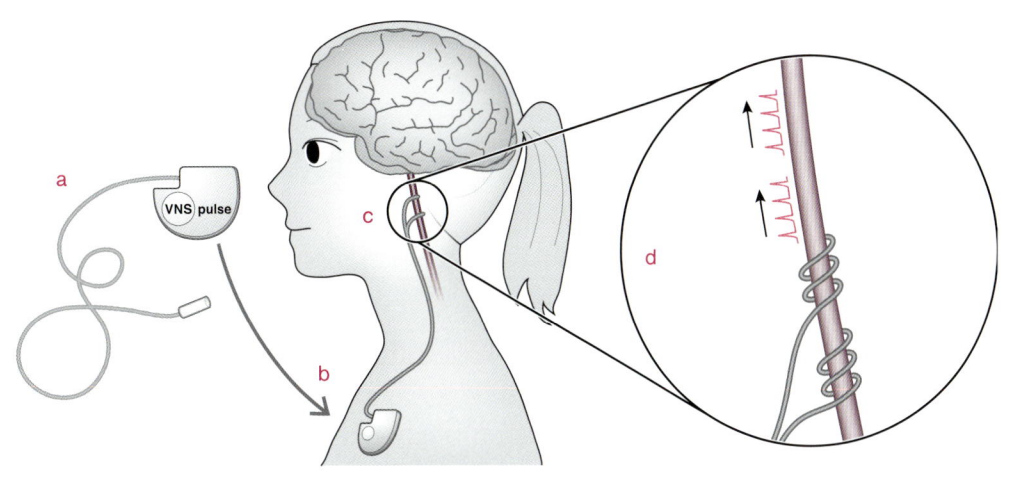

図1　迷走神経刺激
a パルスジェネレータ　b パルスジェネレータを左前胸部に埋め込む
c 左迷走神経に設置　d 先端は螺旋形状をしている

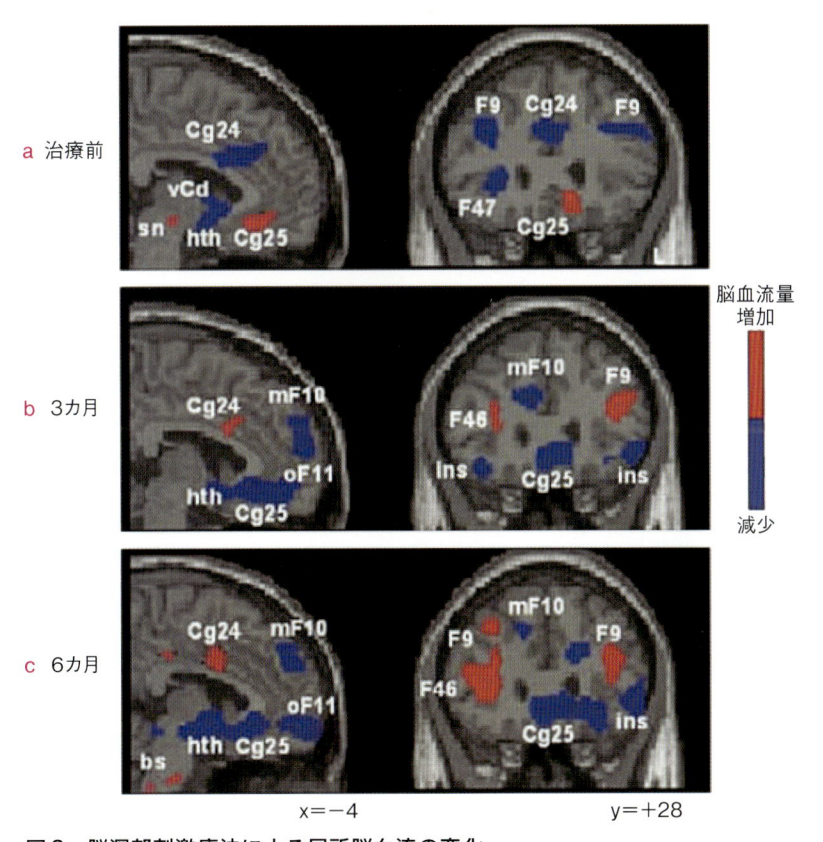

図2　脳深部刺激療法による局所脳血流の変化
(Mayberg HS, et al. Deep brain stimulation for treatment-resistant depression. Neuron 2005；45：651-60 より)

のように脳深部刺激は，膝下部帯状回のみならず，神経回路を介して遠隔の脳領域も修飾し，うつ病を改善させている[3]。

さらに，うつ病では，脳深部刺激の治療標的として，内包前脚腹側/腹側線条体，側坐核，視床下脚，外側手綱核なども試みられている[4]。現在までに，脳深部刺激は，パーキンソン病，震戦，ジストニア，強迫性障害，うつ病などの様々な疾患に試みられ，一部の疾患には治療法として認可されているが，うつ病では認可されていない[5]。

Ⓑ 非侵襲的脳刺激(noninvasive brain stimulation)

経頭蓋磁気刺激，経頭蓋直流刺激，経頭蓋交流刺激は，いずれも観血的な処置は要せず，頭皮上からコイルや電極を使用して神経細胞を刺激し，脳活動を変化させる[1]。

1) 経頭蓋磁気刺激(transcranial magnetic stimulation：TMS)

経頭蓋磁気刺激では，おおむね1 Hzの低頻度刺激は抑制的に作用し[6,7]，脳血流を減少させる[8]。5〜20 Hzの高頻度刺激では促進的に作用し[6,7]，脳血流を増大させることが知られている[9]。経頭蓋磁気刺激の抗うつ機序や刺激条件は，第3章で詳しく述べる。

2) 経頭蓋直流刺激(transcranial direct current stimulation：tDCS)

1〜2 mAの微弱な直流電流を通電することにより，興奮性を変化させる[1,10]。陽極刺激は促進的に作用し陰極刺激は抑制的に作用することから[1,10]，陽極刺激は高頻度の経頭蓋磁気刺激に相当し，陰極刺激は低頻度の経頭蓋磁気刺激に相当すると考えられる(図3)。うつ病の治療では，左背外側前頭前野に陽極刺激が行われる[10]。

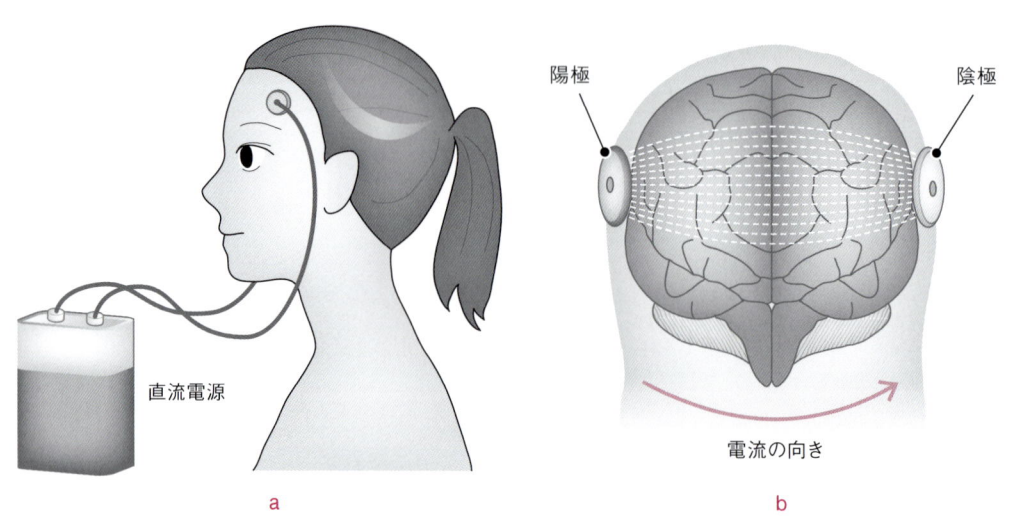

図3 経頭蓋直流刺激
a 微弱な直流電流を通電する　b 陽極刺激は促進作用，陰極刺激は抑制作用を示す

C けいれん療法(convulsive therapy)

1) 電気けいれん療法(electroconvulsive therapy：ECT)

すでに確立した治療法であり，うつ病，躁病，緊張病，病状の迅速な改善が求められ場合などに適応される[11]。当初は，カンフル(camphor)やペントラゾール(pentylenetetrazol)などの薬物を用いたけいれんの誘発が行われていたが，より簡便かつ効率的にけいれんを誘発する方法が探索され，電気けいれん療法が開発された[11]。

電気けいれん療法に伴う健忘や認知機能障害などの副作用を軽減する目的から，劣位半球片側性刺激が試みられたほか，国内では2002年にサイン波治療器にかわってパルス波治療器が導入された[11]。現在では，静脈麻酔と筋弛緩薬が前処置として行われる修正型電気けいれん療法が，総合病院や大学病院を中心に行われている。

2) 磁気けいれん療法(magnetic seizure therapy：MST)

経頭蓋磁気刺激を応用して，人為的にけいれんを誘発させる方法である[12]。経頭蓋磁気刺激によって形成される磁場は，軟部組織，頭蓋骨に影響されないため，より効率的に皮質を刺激しけいれんを誘発させることができる。磁気けいれん療法を行う際にも，静脈麻酔と筋弛緩薬による前処置を行い，脳波によるモニタリングを行う。通常の電気けいれん療法と比較し，健忘や認知機能障害などの副作用が少ないとされる[12]。

磁気けいれん療法については，第7章にて詳述する。

2 抗うつ療法としてのTMS

うつ病の治療には，心理教育や認知行動療法などの精神療法，抗うつ薬や気分安定薬などの薬物療法などが行われている。治療抵抗性うつ病の治療法として報告されているものを表2に示す[13]。実際の臨床では，患者側の因子に加えて，外来もしくは入院，クリニックや精神科病院，総合病院などの治療環境によって治療法の選択は異なってくると考えられる。通常，抗うつ薬に非定型抗精神病薬や炭酸リチウムなどを併用することが多いと思われる。

TMSは，薬物療法に反応しないうつ病患者に対して効果が期待できるほか，抗うつ薬による副作用のため，十分量を投与できない患者に対しても有用であると考えられる(表3)。たとえば，選択的セロトニン再取り込み阻害薬(selective serotonin reuptake inhibitor：SSRI)やセロトニン・ノルアドレナリン再取り込み阻害薬(serotonin noradrenaline reuptake inhibitor：SNRI)などに伴いやすい眠気，悪心，嘔気はなく，セロトニン症候群やSSRIの急激な減量や中止による中断症候群は生じない。三環系抗うつ薬にみられやすい眠気，口渇，便秘，起立性低血圧，尿閉なども生じない。肝機能障害や腎機能障害などで薬物療法に制限があるような患者でも，その有用性が期待できる。また，多くの向精神薬とは異なり，TMSでは，うつ症状の改善のみならず，認知機能の改善を促す可能性が報告されている[14]。

表2　治療抵抗性うつ病の治療法

非定型抗精神病薬	アリピプラゾール
	クエチアピン
	オランザピン
抗うつ薬の併用	
精神刺激薬	
炭酸リチウム	
甲状腺ホルモン	
ブスピロン	
グルタミン酸作動性	ケタミン
補完代替医療	葉酸(L-methylfolate)
	S-アデノシルメチオニン
精神療法	認知行動療法(CBT)
ニューロモデュレーション	電気けいれん療法(ECT)
	反復経頭蓋磁気刺激(rTMS)
	脳深部刺激(DBS)
有酸素運動	

(McIntyre RS, Filteau MJ, Martin L, et al. Treatment-resistant depression：definitions, review of the evidence, and algorithmic approach. J Affect Disord 2014；156：1-7 より改変)

表3　TMSの長所と短所

長所
薬物療法に反応しない患者にも効果が期待できる
抗うつ薬に伴う様々な副作用がない
認知機能の改善が期待できる
静脈麻酔や筋弛緩薬などの前処置が不要である

短所
効果が出てくるまでに時間がかかる
磁気刺激時に痛みがある

　一方，個人差はあるもののTMS施行時に痛みが生じる。これは，頭蓋内の痛みというよりも，磁気刺激の直接的な作用による神経刺激や筋収縮に伴うものと理解できる。
　TMSの適応と禁忌，副作用の詳細については，第4章で説明する。
　TMSにかかる時間的負担にも言及する必要がある。現在の標準的な治療プロトコールでは，1日37分30秒，週5日，4～6週間の治療期間を要する。この期間，患者は外来であれば，毎日，通院することになるため，うつ病患者にとってその負担は大きいといえる。薬物療法であれば，1日のうち，服薬に要する時間は数分であり，週5日も通院する必要はない。この治療時間，治

療期間をいかに短縮し，より効うつ効果の大きい刺激条件を見出すことが今後の課題であると考えられる。

(鬼頭　伸輔)

文献

1) George MS, Aston-Jones G. Noninvasive techniques for probing neurocircuitry and treating illness：vagus nerve stimulation(VNS), transcranial magnetic stimulation(TMS)and transcranial direct current stimulation(tDCS). Neuropsychopharmacology 2010；35：301-16.
2) Mayberg HS, Lozano AM, Voon V, et al. Deep brain stimulation for treatment-resistant depression. Neuron 2005；45：651-60.
3) Mayberg HS. Targeted electrode-based modulation of neural circuits for depression. J Clin Invest 2009；119：717-25.
4) Anderson RJ, Frye MA, Abulseoud OA, et al. Deep brain stimulation for treatment-resistant depression：efficacy, safety and mechanisms of action. Neurosci Biobehav Rev 2012；36：1920-33.
5) Sugiyama K, Nozaki T, Asakawa T, et al. The present indication and future of deep brain stimulation. Neurol Med Chir(Tokyo)2015；55：416-21.
6) Fitzgerald PB, Fountain S, Daskalakis ZJ. A comprehensive review of the effects of rTMS on motor cortical excitability and inhibition. Clin Neurophysiol 2006；117：2584-96.
7) Ridding MC, Rothwell JC. Is there a future for therapeutic use of transcranial magnetic stimulation？ Nat Rev Neurosci 2007；8：559-67.
8) Kito S, Hasegawa T, Koga Y. Neuroanatomical correlates of therapeutic efficacy of low-frequency right prefrontal transcranial magnetic stimulation in treatment-resistant depression. Psychiatry Clin Neurosci 2011；65：175-82.
9) Kito S, Fujita K, Koga Y. Changes in regional cerebral blood flow after repetitive transcranial magnetic stimulation of the left dorsolateral prefrontal cortex in treatment-resistant depression. J Neuropsychiatry Clin Neurosci 2008；20：74-80.
10) Kuo MF, Paulus W, Nitsche MA. Therapeutic effects of non-invasive brain stimulation with direct currents(tDCS)in neuropsychiatric diseases. Neuroimage 2014；85(Pt 3)：948-60.
11) 本橋伸高：ECTマニュアル―科学的精神医学をめざして．医学書院，2000．
12) Allan CL, Ebmeier KP. The use of ECT and MST in treating depression. Int Rev Psychiatry 2011；23：400-12.
13) McIntyre RS, Filteau MJ, Martin L, et al. Treatment-resistant depression：definitions, review of the evidence, and algorithmic approach. J Affect Disord 2014；156：1-7.
14) Demirtas-Tatlidede A, Vahabzadeh-Hagh AM, Pascual-Leone A. Can noninvasive brain stimulation enhance cognition in neuropsychiatric disorders？ Neuropharmacology. 2013 Jan；64：566-78.

第2章
TMSの歴史と現況

1 TMSの原理

　磁気刺激の原理そのものは，1831年にMichael Faradayによって発見された電磁誘導の法則に基づいている。8の字コイルに瞬間的な電流を流すとコイル平面に対して垂直方向にコイルに巻きつくように変動磁場が生じる(図4-a赤の点線)。この変動磁場は，軟部組織や頭蓋骨を貫通し，コイル平面に並行して，コイル内に流れる電流とは逆方向の渦電流を形成する(図4-a黒の実線)。この渦電流が大脳皮質の介在ニューロンを興奮させる[1,2]。

　8の字コイルでは，8の字の交点が最もコイルが重複するため，変動磁場が局所的に形成され，結果として最も強い渦電流が生じる(図4-b)。この8の字の交点直下では，空間分解能5mm程度の限局した刺激が可能である。

　コイルの形状はその用途により，様々なものがある。円形コイル(図5)や8の字コイル(図6)が代表的なものであるが，より脳深部を刺激できるものもある(図7)。

　ヒトの脳は千数百億の神経細胞(ニューロン)から構成され，これらのニューロンは神経回路(ネットワーク)を形成している。ニューロンの軸索から末端に電気信号が伝わり，シナプスでは，アセチルコリン，セロトニン，ドパミン，ノルアドレナリンなどの神経伝達物質が化学信号として次のニューロンに伝達される。従来の精神神経疾患の治療では，神経伝達物質を修飾

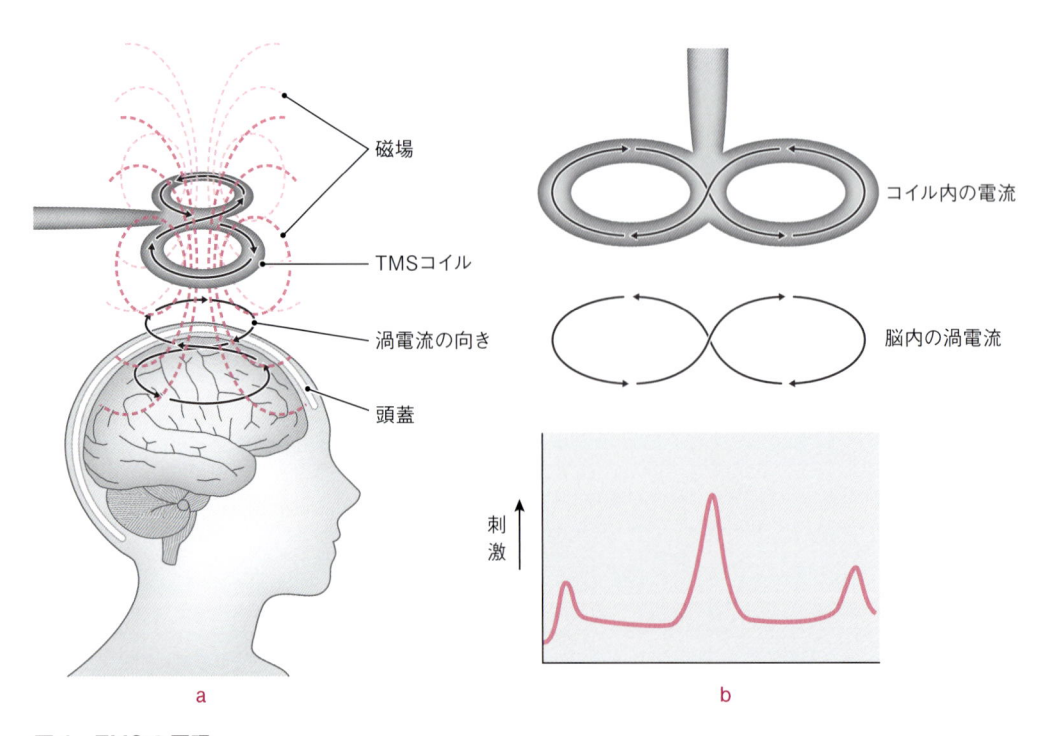

図4　TMSの原理
a 8の字コイルによる変動磁場と過電流発生のメカニズム　b 8の字の交点に最も強い過電流が生じる

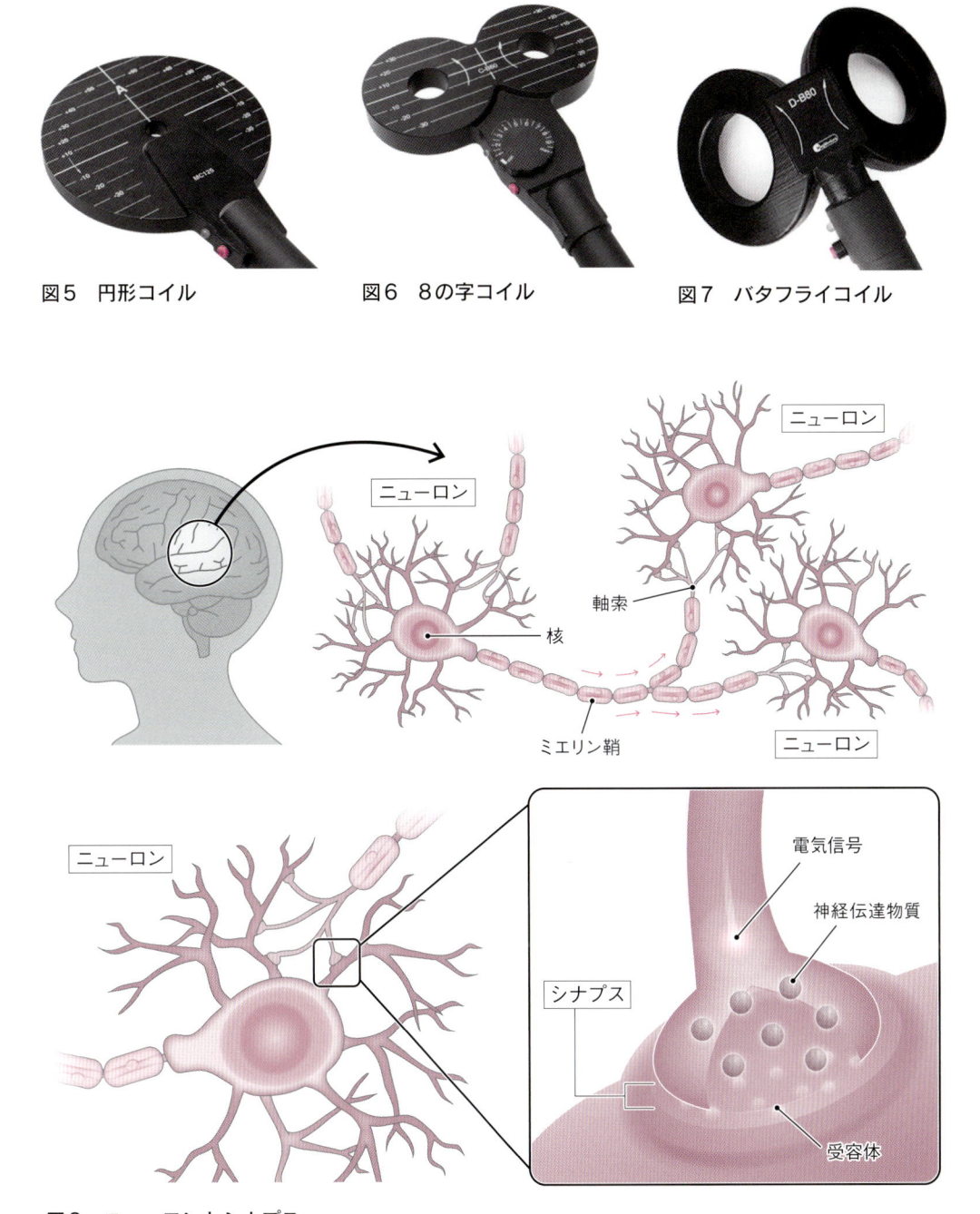

図5　円形コイル　　　図6　8の字コイル　　　図7　バタフライコイル

図8　ニューロンとシナプス

する薬物療法に限られていたが，反復経頭蓋磁気刺激（repetitive transcranial magnetic stimulation：rTMS）は，脳を非侵襲的かつ局所的に繰り返し刺激することで，ニューロンの軸索に電気信号を発生させ，ニューロン，神経ネットワークを修飾していると考えられる（図8）。

2 TMSの歴史

　1985年に英国のBarkerらが頭部に磁気刺激を行い，手指の筋収縮を記録することに世界で初めて成功した[3]（表4）。このように経頭蓋的に磁気刺激を行い，非侵襲的に大脳皮質を刺激することができる経頭蓋磁気刺激（transcranial magnetic stimuration：TMS）は，おもに神経生理学的領域における研究に応用されるようになった。

　最初にうつ病の治療に応用されたのは1993年であり，薬物療法に反応しない2例のうつ病患者に対してTMSが行われた[4]。当初は，現在のような，8の字コイルではなく円形コイルが用いられ，刺激部位も頭頂部が選択された。TMSも単発刺激であり（刺激頻度は0.3 Hz程度），刺激回数も1日250回，計10日間であった[4]。このように刺激頻度や刺激回数も，現在の標準的刺激条件（第3章参照）から比較すると不十分であり，その効果も限定的であった[4]。

　現在のような8の字コイルを用いて，10 Hzの高頻度のrTMSが行われるようになったのは，1996年頃からである。Pascual-Leoneらは，17名の薬物療法抵抗性のうつ病患者に対して，10 Hz，90％運動閾値（motor threshold：MT），刺激回数は1日2,000回，計5日間のrTMSを行った。研究デザインは，クロスオーバーであり，左背外側前頭前野へのactive刺激の抗うつ効果を検証するために，左背外側前頭前野へのsham刺激，右背外側前頭前野へのactive刺激とsham刺激，頭頂部へのactive刺激をそれぞれコントロールとし，結果的に左背外側前頭前野へのactive刺激のみ，有意に抗うつ効果があったと報告している[5]。翌年には，Georgeらが12名のうつ病患者に対して，20 Hz，80％MT，刺激回数1日800回，計10日間のrTMSを左背外側前頭前野に行い，sham刺激と比較して，有意な抗うつ効果が認められたと報告している[6]。

　単発のTMSが，おもに神経生理学的領域の研究ツールとして利用されてきたのに対して，規則的な刺激を連続して行うrTMSは，うつ病を初めとする精神神経疾患の治療に応用できる可能性が示された。その一方で，rTMSによって，けいれん発作が誘発されることが報告されており，そのリスクと安全性に関するガイドラインがまとめられるに至った[7]。おそらく，体系的なrTMSの安全性に関するガイドラインはこれが初めてのものと思われる。これによると，1996年までに，rTMSによるけいれん発作の誘発は7例が報告されており，うち5名は健常者，1名は側頭葉てんかん，1名はうつ病の患者であり[7]，刺激強度が強くなるほど，刺激頻度が高くなるほど，刺激時間が長くなるほど，より，けいれん発作を誘発しやすくなることが分かる[7]。

　これまでは，うつ病では左半球の前頭葉機能低下（hypofrontality）の仮説から，おもに左前頭前野への高頻度刺激が行われてきたが，右前頭前野への低頻度刺激によっても抗うつ効果を示すことが知られている。Sham刺激をコントロールとしたランダム化二重盲検比較試験では，70名のうつ病患者の右前頭前野に1 Hz，110％MT，刺激回数1日120回，計10日間の刺激を行い，うつ症状が有意な改善を示した[8]。また，60名の治療抵抗性うつ病患者を3群に割り付け，20名には10 Hz，100％MT，1日1,000回，20名には1 Hz，100％MT，1日300回，20名にはsham刺激を行い，sham刺激をコントロールとした左前頭前野への高頻度刺激と，右前頭前野

表4　精神神経科領域におけるTMSの歴史

1985年	世界で最初にTMSを報告	Barker et al, Lancet
1993年	2例の薬物抵抗性うつ病に応用	Höflich et al, Hum Psychopharmacol
1996年	高頻度rTMSのRCT	Pascual-Leone et al, Lancet
1997年	高頻度rTMSのRCT	George et al, Am J Psychiatry
1998年	最初の安全性のガイドライン	Wassermann, Electroenceph Clin Neurophysiol
1999年	最初の低頻度rTMSのRCT	Klein et al, Arch Gen Psychiatry
2003年	高頻度，低頻度，shamの3群比較のRCT	Fitzgerald et al, Arch Gen Psychiatry
2005年	Deep TMSの報告	Zangen et al, Clin Neurophysiol
2005年	Theta burst stimulation(TBS)の報告	Huang et al, Neuron
2007年	301例の大規模なRCT	O'Reardon et al, Biol Psychiatry
2008年	Quadripulse stimulation(QPS)の報告	Hamada et al, J Physiol
2008年	米国でrTMSが認可	NeuroStar, Neuronetics
2009年	安全性のガイドラインの改訂	Rossi et al, Clin Neurophysiol
2010年	米国NIHが資金援助したRCT	George et al, Arch Gen Psychiatry
2011年	日本臨床神経生理学会からガイドライン	松本ら，臨床神経生理学
2013年	米国でdeep TMSが認可	Deep TMS, Brainsway

への低頻度刺激を直接比較したランダム化二重盲検比較試験では，どちらの刺激方法でもうつ症状が有意に改善したが，二つの刺激方法には差は認められなかったとしている[9]。

従来の8の字コイルは，頭皮上から1.5～2cmの深さまでしか刺激できないが，イスラエルのZangenらは，深部まで刺激可能なHコイルを開発している[10]。また，コイルの形状だけではなく，新しい刺激方法も報告されている。Theta-burst stimulation(TBS)やquadripulse stimulation(QPS)は，従来の規則的な刺激を行うrTMSよりも，短時間に大脳皮質の興奮性を変化させることができる[11,13]。

米国では，先行する薬物療法に反応しない大うつ病患者301名が組み入れられたランダム化二重盲検比較試験が行われた[12]。この研究では，Neuronetics社のrTMSが用いられ，刺激条件は，左前頭前野に10Hz，120%MT，1日3,000回であり，週5日，4～6週間の刺激が行われた[12]。この結果をもとに，2008年に米国FDAが同社の刺激装置を認可している。さらには2009年，安全性に関するガイドラインが改訂され，安全性や倫理的問題だけではなく，原理や適応についても言及されている[14]。なお，本ガイドラインの要点を和訳したものが日本臨床神経生理学会から発表されており[16]，同学会のホームページからダウンロードすることができる (http://jscn.umin.ac.jp/news/file/2012_zikishigeki-bunken.pdf)。

2010年，米国NIHが資金援助し，O'Reardonらが行ったものと同一の刺激条件による介入の有効性を検証するランダム化比較試験が行われ，rTMSの抗うつ効果が実証された[15]。2013年には米国で，Hコイルを使用した深部経頭蓋磁気刺激(deep TMS)が，治療抵抗性うつ病の治

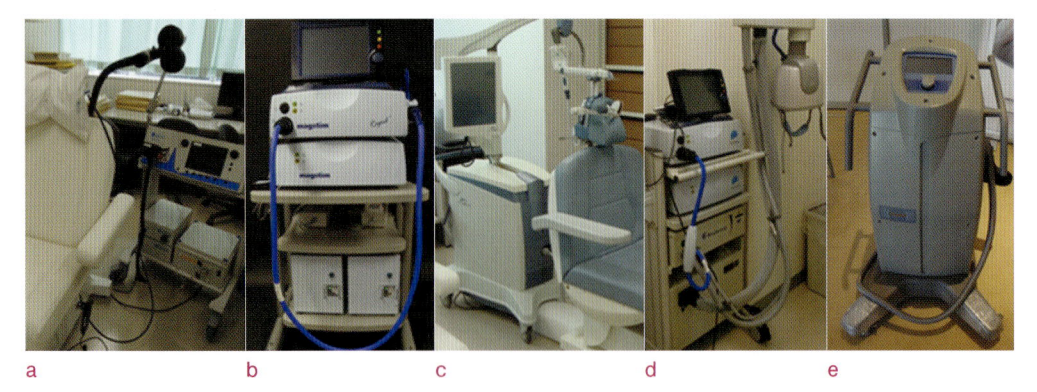

図9 各社の反復経頭蓋磁気刺激装置
a Magventure 社製　b Magstim 社製　c Neuronetics 社製　d Brainsway 社製　e REMED 社製

療法として認可された。

　一方，国内では，2012年にメディアでrTMSによるうつ病治療が大々的に取り上げられ，患者，患者家族からの関心が大きく高まった。2012年にMagventure社製のrTMS装置が，2013年にはMagstim社製のrTMS装置が，それぞれ厚生労働省の「医療ニーズの高い医療機器等の早期導入に関する検討会」に要望としてあげられ，ともにニーズ品目として採択された経緯がある。

　以上，TMSの歴史と変遷を表4にまとめた。

3 TMSの現況

　各社のrTMS装置を示す（図9）。Magventure社とMagstim社の装置は，わが国でも，検査機器としての薬事認証は得られているが，2016年現在，うつ病の治療機器としての承認は得られていない。なお，米国では，どちらの装置も薬物療法に反応しないうつ病に対して認可されている。Neuronetics社とBrainsway社の装置は，うつ病の治療機器として開発されているため，わが国では，検査機器としては未認証となっている。Neuronetics社の装置は，2016年2月現在，薬物療法に反応しないうつ病の治療機器として，薬事承認審査中である。REMED社の装置は，韓国ではうつ病の治療機器として認可されている。わが国では，検査機器としての薬事認証は得られている。

（鬼頭　伸輔）

文献

1) 眞野行生，辻　貞俊　編著：磁気刺激法の基礎と応用．医歯薬出版，2005．
2) Ridding MC, Rothwell JC. Is there a future for therapeutic use of transcranial magnetic stimulation? Nat Rev Neurosci 2007；8：559-67.

3) Barker AT, Jalinous R, Freeston IL. Non-invasive magnetic stimulation of human motor cortex. Lancet 1985 ; 1 : 1106-7.
4) Höflich G, Kasper S, Hufnagel A, et al. Application of transcranial magnetic stimulation in treatment of drug-resistant major depression : a report of two cases. Hum Psychopharmacol 1993 ; 8 : 361-5.
5) Pascual-Leone A, Rubio B, Pallardó F, et al. Rapid-rate transcranial magnetic stimulation of left dorsolateral prefrontal cortex in drug-resistant depression. Lancet 1996 ; 348 : 233-7.
6) George MS, Wassermann EM, Kimbrell TA, et al. Mood improvement following daily left prefrontal repetitive transcranial magnetic stimulation in patients with depression : a placebo-controlled crossover trial. Am J Psychiatry 1997 ; 154 : 1752-6.
7) Wassermann EM. Risk and safety of repetitive transcranial magnetic stimulation : report and suggested guidelines from the International Workshop on the Safety of Repetitive Transcranial Magnetic Stimulation, June 5-7, 1996. Electroencephalogr Clin Neurophysiol. 1998 ; 108 : 1-16.
8) Klein E, Kreinin I, Chistyakov A, et al. Therapeutic efficacy of right prefrontal slow repetitive transcranial magnetic stimulation in major depression : a double-blind controlled study. Arch Gen Psychiatry 1999 ; 56 : 315-20.
9) Fitzgerald PB, Brown TL, Marston NA, et al. Transcranial magnetic stimulation in the treatment of depression : a double-blind, placebo-controlled trial. Arch Gen Psychiatry 2003 ; 60 : 1002-8.
10) Zangen A, Roth Y, Voller B, et al. Transcranial magnetic stimulation of deep brain regions : evidence for efficacy of the H-coil. Clin Neurophysiol 2005 ; 116 : 775-9.
11) Huang YZ, Edwards MJ, Rounis E, et al. Theta burst stimulation of the human motor cortex. Neuron 2005 ; 45 : 201-6.
12) O'Reardon JP, Solvason HB, Janicak PG, et al. Efficacy and safety of transcranial magnetic stimulation in the acute treatment of major depression : a multisite randomized controlled trial. Biol Psychiatry 2007 ; 62 : 1208-16.
13) Hamada M, Terao Y, Hanajima R, et al. Bidirectional long-term motor cortical plasticity and metaplasticity induced by quadripulse transcranial magnetic stimulation. J Physiol 2008 ; 586(Pt 16) : 3927-47.
14) Rossi S, Hallett M, Rossini PM, et al. Safety of TMS Consensus Group. Safety, ethical considerations, and application guidelines for the use of transcranial magnetic stimulation in clinical practice and research. Clin Neurophysiol 2009 ; 120 : 2008-39.
15) George MS, Lisanby SH, Avery D, et al. Daily left prefrontal transcranial magnetic stimulation therapy for major depressive disorder : a sham-controlled randomized trial. Arch Gen Psychiatry 2010 ; 67 : 507-16.
16) 松本英之，宇川義一，臨床神経生理学会脳刺激の安全性に関する委員会：磁気刺激法の安全性に関するガイドライン．臨床神経生理学　2011 ; 39 : 34-45.

第3章
rTMSとうつ病治療

1 rTMSの抗うつ機序

　反復経頭蓋磁気刺激（repetitive transcranial magnetic stimulation：rTMS）の抗うつ効果については，複数のランダム化二重盲検比較試験やシステマティックレビューによって実証されている[1-4]。一方，その抗うつ機序については，現在までに多様な手法により検証されている。うつ病の病因は単一ではなく，異種性を有していると考えられるため，rTMSの抗うつ機序を一側面から説明することは難しいと考えられる。また，得られた知見も一致していないものもあるが，これらは試験デザインの相違や症例数が比較的少ないことに起因しているかもしれない。現在までに報告されている知見の中で，rTMSの抗うつ機序に関与している可能性があるものを表5に示す。

　おもにMRスペクトロスコピー（magnetic resonance spectroscopy：MRS）やポジトロン放出断層撮影（positron emission tomography：PET）を用いた研究から，ドパミン（dopamine）[5-10]，ノルアドレナリン（MHPG）[10]，グルタミン（glutamate）[11,12]，コリン（choline）[11]，ミオイノシトール（myo-inositol）[13]などの関与が報告されている。一方，セロトニン（serotonin）や5-ハイドロキシインドール酢酸（5-hydroxyindole acetic acid：5-HIAA）については，active刺激群とsham刺激群で差がなかったとの報告がある[7]。神経栄養因子（brain-derived neurotrophic factor：BDNF）には差がないとの報告もあるが，磁気刺激後に増大したとする報告もある[14-17]。

　視床下部-脳下垂体-副腎皮質系（HPA axis）[18-20]や視床下部-脳下垂体-甲状腺系（HPT

表5　rTMSの抗うつ機序

神経伝達物質
ドパミン
ノルアドレナリン
グルタミン
コリン
ミオイノシトール
神経栄養因子（BDNF）
視床下部-脳下垂体-副腎皮質系（HPA axis）
視床下部-脳下垂体-甲状腺系（HPT axis）
遺伝子発現
c-FOS
DUSP-1
電気生理学
脳血流/脳代謝
神経ネットワーク

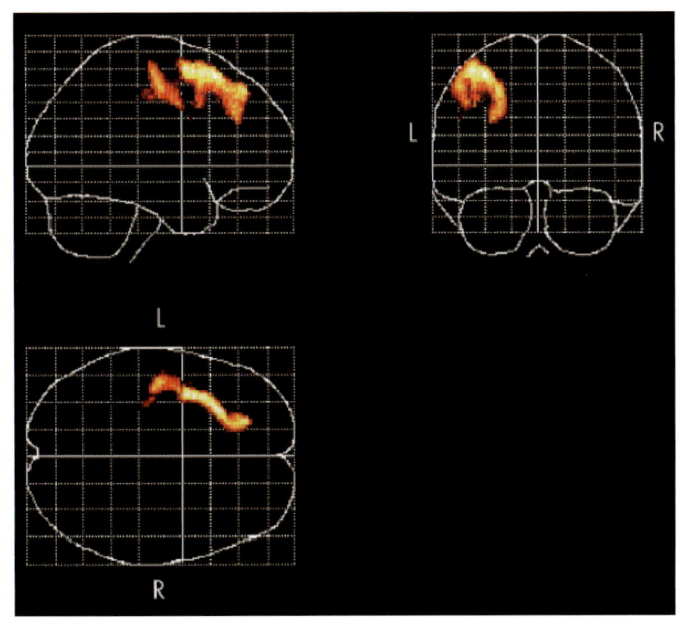

図10 治療抵抗性うつ病患者の左前頭前野への高頻度刺激により有意に脳血流が増加した部位

(Kito S, Fujita K, Koga Y. Changes in regional cerebral blood flow after repetitive transcranial magnetic stimulation of the left dorsolateral prefrontal cortex in treatment-resistant depression. J Neuropsychiatry Clin Neurosci 2008；20：74-80 より Reprinted with permission from The Journal of Neuropsychiatry and Clinical Neurosciences, (ⓒ2008). American Psychiatric Association. All Rights Reserved.)

axis)[21]の関与を示す研究があるが，おおむね，磁気刺激後には唾液中および血漿中のコルチゾール(cortisol)が減少している．ストレス反応に関与している*c-FOS*や*DUSP-1*は，磁気刺激後に減少する[22]．また，電気生理学的な機序に関する知見も多数報告されている[23]．

Ⓐ 脳血流・脳代謝とうつ病

　脳血流・脳代謝については，著者らが行った研究を中心にrTMSの抗うつ機序を考察する．もともと，うつ病を対象とした神経画像研究から左前頭前野の機能低下(hypofrontality)が報告されており，これに対して皮質の興奮性を増強するとされる高頻度のTMSを左前頭前野に行うことで，うつ病を改善させようとするものである[24]．12名の治療抵抗性のうつ病患者を対象とし，10 Hz，100% MT，5秒，1日1,000回，計10日間にわたる刺激を左前頭前野に行い，rTMSの前後で^{99m}Tc-ECD SPECTを撮像し，脳血流の変化を調べた．その結果，10日間の高頻度刺激により，刺激部位である左前頭前野への脳血流が有意に増加した(図10)[24]．

　さらに，ハミルトンうつ病評価尺度(Hamilton Depression Rating Scale：HAMD)の変化率と相関する脳血流の増加部位を調べたところ，左背外側前頭前野，腹外側前頭前野，前頭葉眼窩部，前部帯状回，島，左膝下部帯状回，基底核の脳血流の増加とうつ症状の改善に相関が認められた(図11)[24]．

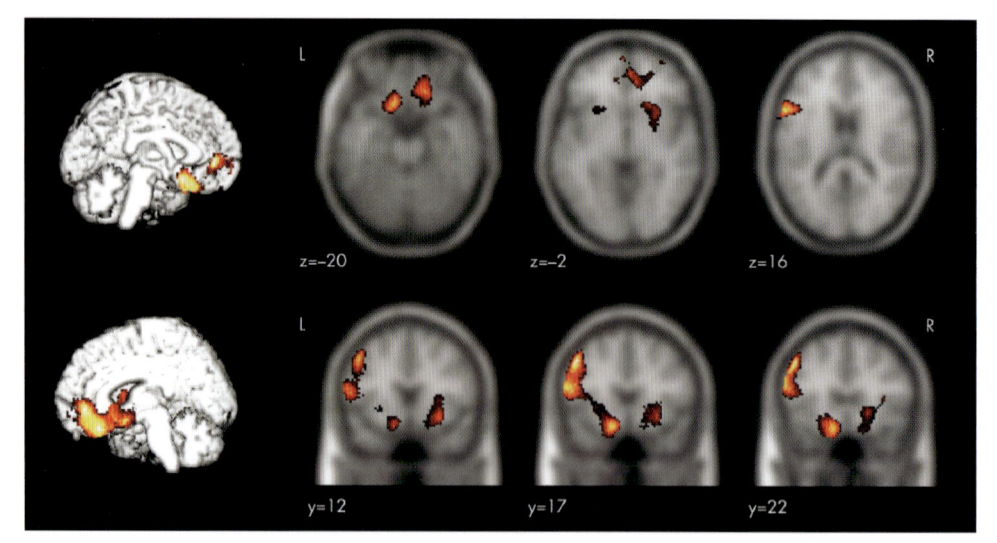

図11 ハミルトンうつ病評価尺度（HAMD）の変化率と相関する脳血流の増加部位
(Kito S, Fujita K, Koga Y. Changes in regional cerebral blood flow after repetitive transcranial magnetic stimulation of the left dorsolateral prefrontal cortex in treatment-resistant depression. J Neuropsychiatry Clin Neurosci 2008；20：74-80 より Reprinted with permission from The Journal of Neuropsychiatry and Clinical Neurosciences, (©2008). American Psychiatric Association. All Rights Reserved.)

次に，右前頭前野への低頻度刺激についても同様の手法で調べた。26名の治療抵抗性うつ病患者に1Hz，100% MT，60秒，1日300回，計12日間の低頻度刺激を右前頭前野に行い，その前後で^{99m}Tc-ECD SPECTを撮像し，脳血流の変化を調べた。脳血流は，刺激部位である右背外側前頭前野だけではなく，右腹外側前頭前野，右前頭葉眼窩野，右基底核，右視床，右膝下部帯状回，右島などの領域が有意に低下していた（図12)[25]。また，刺激部位である右前頭前野，左右前頭葉眼窩野，右膝下部帯状回などの脳領域の脳血流の減少とHAMDの変化率に相関が認められた（図13)[25]。

24名のうつ病患者を対象とした研究において，左前頭前野への10Hzの高頻度刺激による治療効果と刺激前の脳血流量では，背外側前頭前野と前頭葉眼窩野や膝下部帯状回を含む腹内側前頭前野との脳血流量の比が，HAMDの変化率と逆相関することが示された（図14)[26]。これは，背外側前頭前野の脳血流量が減少し，かつ，腹外側前頭前野の脳血流量が増大しているうつ病患者は，左前頭前野への高頻度刺激によるrTMSが奏効しやすいことを示唆している[26]。

一方，26名のうつ病患者への右前頭前野への1Hzの低頻度刺激では，HAMDの減少率と腹内側前頭前野の脳血流量が正相関を示した。これは，前頭葉眼窩や膝下部帯状回を含む腹内側前頭前野の脳血流量が増大している患者ほど，右前頭前野への低頻度刺激に奏効しやすいことを示唆している（図15)[27]。

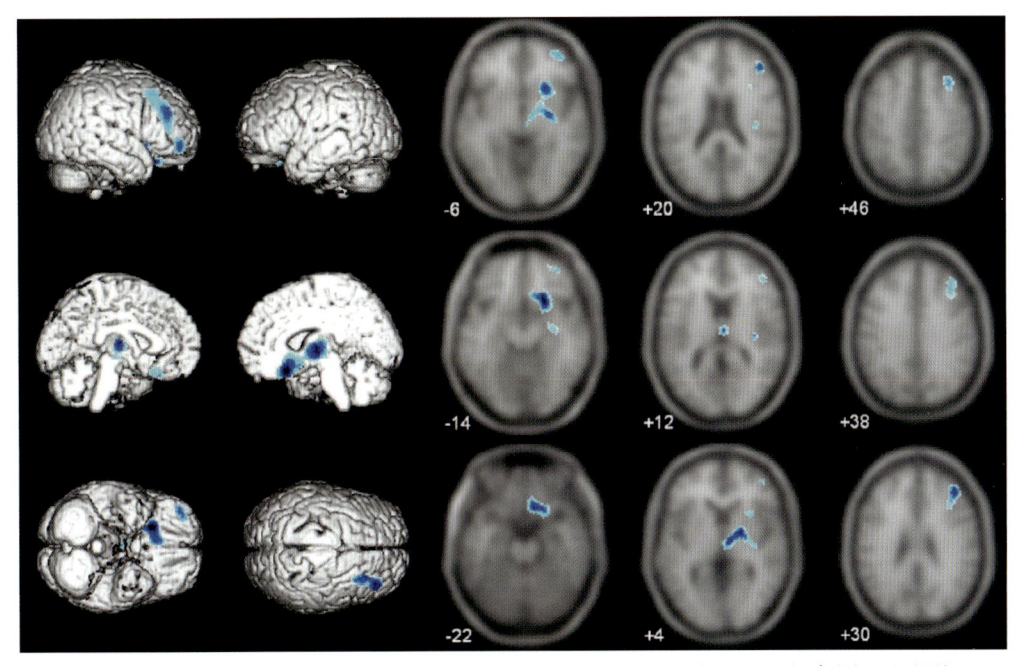

図12 治療抵抗性うつ病患者の右前頭前野への低頻度刺激により有意に脳血流が減少した部位
(Kito S, Hasegawa T, Koga Y. Neuroanatomical correlates of therapeutic efficacy of low-frequency right prefrontal transcranial magnetic stimulation in treatment-resistant depression. Psychiatry Clin Neurosci 2011 ; 65 : 175-82 より)

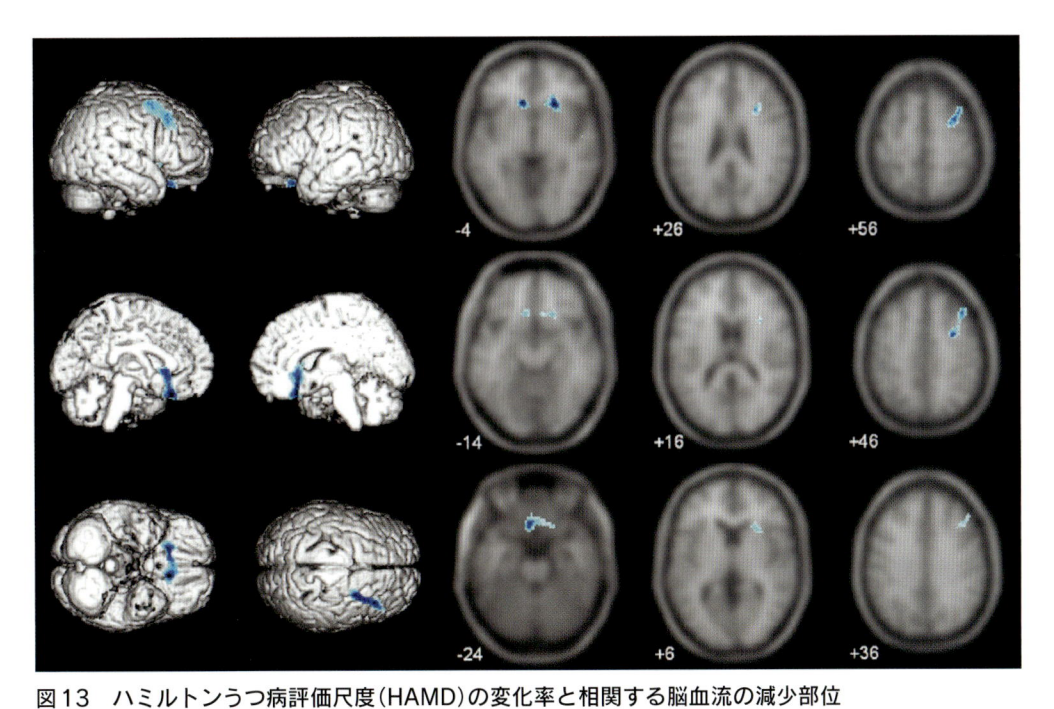

図13 ハミルトンうつ病評価尺度(HAMD)の変化率と相関する脳血流の減少部位
(Kito S, Hasegawa T, Koga Y. Neuroanatomical correlates of therapeutic efficacy of low-frequency right prefrontal transcranial magnetic stimulation in treatment-resistant depression. Psychiatry Clin Neurosci 2011 ; 65 : 175-82 より)

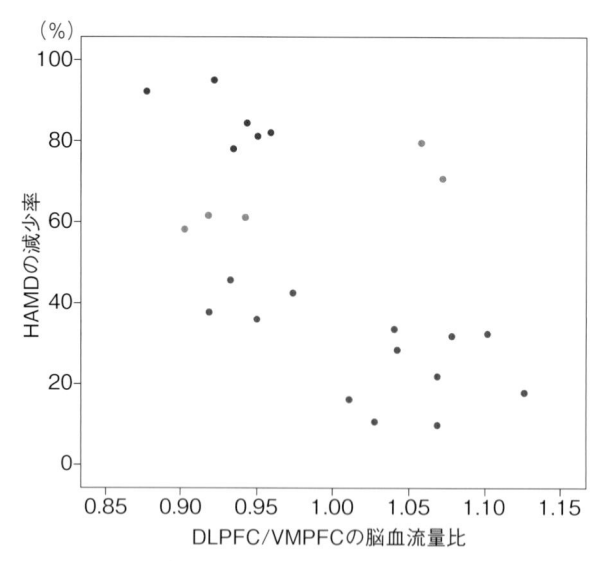

図14 ハミルトンうつ病評価尺度（HAMD）の減少率と背外側前頭前野（DLPFC）/腹内側前頭前野（VMPFC）の脳血流量比の相関

DLPFC/VMPFCの脳血流量比が小さいほど，HAMDの減少率が大きいことがわかる。
（Kito S, Hasegawa T, Koga Y. Cerebral blood flow ratio of the dorsolateral prefrontal cortex to the ventromedial prefrontal cortex as a potential predictor of treatment response to transcranial magnetic stimulation in depression. Brain Stimul 2012；5：547-53 より）

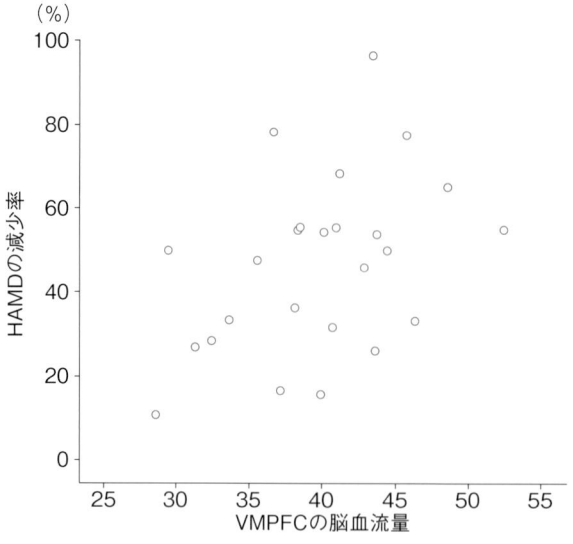

図15 ハミルトンうつ病評価尺度（HAMD）の減少率と腹内側前頭前野の脳血流量の相関

腹内側前頭前野（VMPFC）の脳血流量が増大しているほど，HAMDの減少率が大きいことがわかる。
（Kito S, Hasegawa T, Koga Y. Cerebral blood flow in the ventromedial prefrontal cortex correlates with treatment response to low-frequency right prefrontal repetitive transcranial magnetic stimulation in the treatment of depression. Psychiatry Clin Neurosci 2012；66：138-45 より）

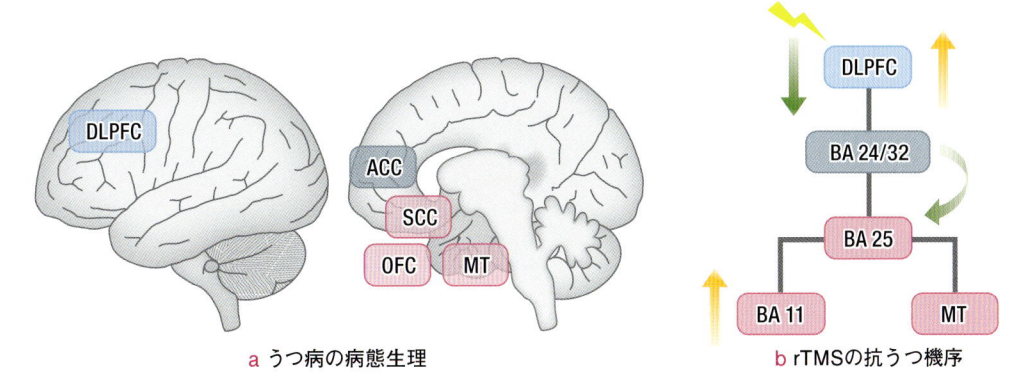

図16 うつ病の病態生理とrTMSの抗うつ機序

a うつ病の病態生理　　b rTMSの抗うつ機序

うつ病では、膝下部帯状回、前頭葉眼窩野、扁桃体などの側頭葉内側部が過活動となり（赤）、皮質と辺縁系の不均衡が生じる。低活動となった背外側前頭前野（青）に賦活作用のある高頻度rTMSを行うことで、皮質と辺縁系の不均衡を正常化させる。
DLPFC：dorsolateral prefrontal cortex（背外側前頭前野）(BA 9/46)，ACC：anterior cingulate cortex（前部帯状回）(BA 24/32)，SCC：subgenual cingulate cortex（膝下部帯状回）(BA 25)，OFC：orbitofrontal cortex（前頭葉眼窩部）(BA 11)，MT：medial temporal regions（側頭葉内側部）（扁桃体など）

B うつ病と神経画像

現在までのうつ病を対象とした神経画像研究についてまとめると、おおむね、背外側前頭前野の低活動、また、膝下部帯状回、前頭葉眼窩野、扁桃体を含む側頭葉内側部の過活動に大別できる（図16-a）[28,29]。背外側前頭前野は認知に関連した領域であり、後者は情動に関連した領域である[28,29]。うつ病患者では、ストレスに対する病的な反応から、皮質と辺縁系領域が不均衡を呈している可能性がある[30,31]。著者らの一連の研究から[24-27,32]、左前頭前野への高頻度刺激は低活動となった左背外側前頭前野を賦活し、右前頭前野への低頻度刺激は情動に関連した領域に抑制的に作用し、皮質と辺縁系領域の不均衡を正常化することでうつ病を改善させている可能性が考えられる（図16-b）。

C rTMSと機能的結合

最近では、functional MRI（fMRI）を用いて、機能的結合（functional connectivity）に関する研究も行われている。17名のうつ病患者に対して、5週間の左前頭前野への10 Hzの高頻度刺激を行い、その前後で安静時の機能的結合が評価された[33]。うつ病患者では、default mode network（DMN）の増大とcentral executive network（CEN）の減少が認められたが、rTMSにより、これらのネットワークが修飾され、特に膝下部帯状回にみられた機能的結合の増大を正常化させ、背外側前頭前野とdefault mode networkの逆相関を引き起こした[33]。また、磁気刺激前の膝下部帯状回の機能的結合の程度が、磁気刺激の臨床的改善の予測因子となることを指摘している[33]。

著者らは、より時間的解像度の優れた高密度脳波計を用いて、rTMSの前後で機能的結合の変化を調べた。11名の治療抵抗性うつ病患者を対象として、左前頭前野への10 Hzの高頻度刺激を週5日、1日3,000回、4週間行った[34]。脳波解析には、standardized low-resolution brain

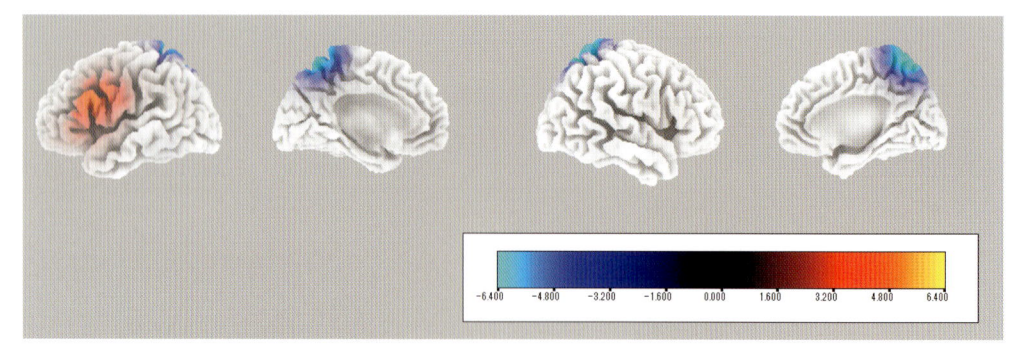

図17　左前頭前野への高頻度刺激により有意な変化を示した機能的結合
ガンマ帯域の左背外側前頭前野と楔前部が逆相関をもって増強した。
(Kito S, Pascual-Marqui RD, Hasegawa T, et al. High-frequency left prefrontal transcranial magnetic stimulation modulates resting EEG functional connectivity for gamma band between the left dorsolateral prefrontal cortex and precuneus in depression. Brain Stimul 2014；7：145-6 より)

electromagnetic tomography(sLORETA)のfunctional independent component analysis (fICA)を用いた[34]。唯一，ガンマ帯域(31〜45 Hz)における左背外側前頭前野と後部帯状回の楔前部にて逆相関が増強した[34]。これらは，電気生理学的な手法から得られた知見であり，fMRIのBOLD(blood oxygenation level dependent)信号に基づく機能的結合の評価とは異なるため，解釈には留意が必要である。しかし，さきのfMRIの研究結果と合わせて，左前頭前野への高頻度のrTMSが，左背外側前頭前野と後部帯状回を中心としたdefault mode networkの逆相関を呈し，これが磁気刺激の抗うつ効果と関連している可能性が考えられる[34]。

2 rTMSの刺激条件

　うつ病の治療を行う際の刺激条件を表6に示す。うつ病の治療では，背外側前頭前野が選択されることが一般的である[4,35]。これは通常のコイルで刺激ができる深さが2 cm程度であること[36]，この部位が選択される一因と考えられる[35]。そこで実際のうつ病治療では，どのように背外側前頭前野を決めるべきかという問題が生じる。現在までに報告されている背外側前頭前野の決め方を表7に示す。最も，一般的な刺激部位の決め方は，短母指外転筋(abductor pollicis brevis muscle：APB)を基準とするものである。APBから，矢状断に沿って5 cm前方を刺激部位とするか，もしくは，5.5，6 cm前方とする。また，脳波電極で用いられる国際10-20法を利用して決める方法もある。また，個々の患者の頭部MRIなどを利用するneuronavigationは，刺激部位の再現性に優れるが，システム費用は高価である。最近では，背内側前頭前野や前頭極が刺激部位として選択されることもある[35]。

　刺激強度は，一般的に運動閾値(motor threshold：MT)を基準とする。うつ病の治療標的部位である背外側前頭前野は，磁気刺激を行っても客観的に刺激の強度を評価することが難しい。一方，大脳皮質一次運動野はTMSを行うことで，手指の筋が収縮するため，観察，もしく

表6　rTMSの刺激条件

| 刺激部位 |
| 刺激強度 |
| 刺激頻度 |
| 刺激時間 |
| 刺激間隔 |
| 刺激回数 |
| 刺激日数 |

表7　背外側前頭前野の決め方

APB point
5 cm前方
5.5 cm前方
6 cm前方
国際10-20法
F3
F3とAF3の中間
Neuronavigation
BA9
BA46

表8　うつ病治療の標準的刺激条件

	Neuronetics社 米国	Magventure社 デンマーク	Magstim社 英国	Brainsway社 イスラエル	REMED社 韓国
刺激部位	左前頭前野	左前頭前野	左前頭前野	左前頭前野	左前頭前野
刺激強度	120% MT	120% MT	120% MT	120% MT	120% MT
刺激頻度	10 Hz	10 Hz	10 Hz	18 Hz	10 Hz
刺激時間	4秒	4秒	4秒	2秒	4秒
刺激間隔	26秒	26秒	26秒	20秒	26秒
刺激回数	3,000回(1日)	3,000回(1日)	3,000回(1日)	1,980回(1日)	3,000回(1日)

は筋電図を使用することによって，刺激が適切に行われ筋収縮が生じているかどうかを判断することができる。安静時にて50μVの運動誘発電位(motor evoked potential：MEP)が10回中5回以上引き起こすことができる刺激強度を100% MTとする。うつ病治療における現在の標準的刺激条件では，120% MTで背外側前頭前野を刺激する。

　1 Hzの低頻度刺激では刺激部位の興奮性を抑制し，5〜20 Hzの高頻度刺激では刺激部位の興奮性を亢進することが知られている[37]。また，脳画像研究によっても，1 HzのrTMSによって刺激部位の脳血流が減少し[25]，10 Hzの高頻度刺激を繰り返すことによって刺激部位の脳血流が増大することが報告されている[24]。rTMSによるうつ病治療では，1 Hzの低頻度刺激で右背外側前頭前野を刺激するか，もしくは，10 Hzの高頻度刺激で左背外側前頭前野を刺激することが一般的である。表8に示すように，Brainsway社のrTMS装置では，18 Hz，2秒，1日1,980回の刺激条件であるほかは，10 Hz，4秒，1日3,000回である。

3 rTMSの有効性

　2008年10月，米国FDAは，治療抵抗性うつ病を対象にNeuroStar TMS Therapy System（Neuronetics社，米国）を条件付きで承認した．承認の根拠となった多施設共同ランダム化二重盲検比較試験には，米国，オーストラリア，カナダの23施設が参加し，301名の大うつ病患者がactive刺激群（n＝155）とプラセボであるsham刺激群（n＝146）に割り付けられ，左前頭前野に120% MT，10 Hz，1日3,000回，週5日，4〜6週間のrTMSが行われた[1]．

Ⓐ 抗うつ効果の評価

　うつ症状は，モンゴメリー–アスベルグうつ病評価尺度（Montgomery-Åsberg Depression Rating Scale：MADRS），ハミルトンうつ病評価尺度（Hamilton Depression Rating Scale：HAMD）17項目とHAMD 24項目で評価された（図18）[1]．

　HAMD 17と24では，4週と6週のいずれもがsham刺激群と比較し，active刺激群では有意な抗うつ効果を示したが（HAMD 17，p＝0.006〈4週〉，p＝0.005〈6週〉，HAMD 24，p＝0.012〈4週〉，p＝0.015〈6週〉），主要評価項目であるMADRSでは，4週と6週のいずれもが有意な抗うつ効果を示さなかった（p＝0.057〈4週〉，p＝0.058〈6週〉）[1]．これによって，米国FDAの承認は

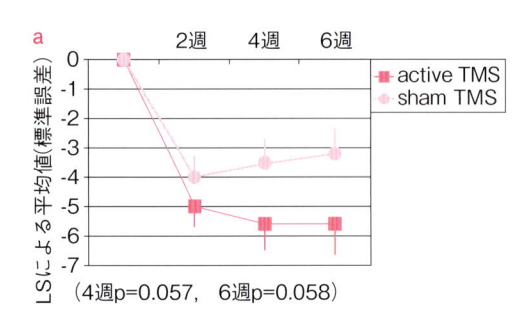

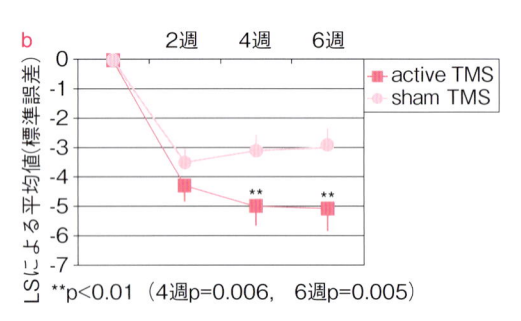

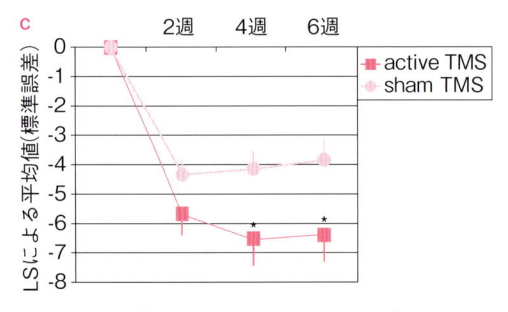

図18　MADRS，HAMD 17，HAMD 24の変化
　a MADRS　b HAMD 17　c HAMD 24
（O'Reardon JP, Solvason HB, Janicak PG, et al. Efficacy and safety of transcranial magnetic stimulation in the acute treatment of major depression：a multisite randomized controlled trial. Biol Psychiatry 2007；62：1208-16 より）

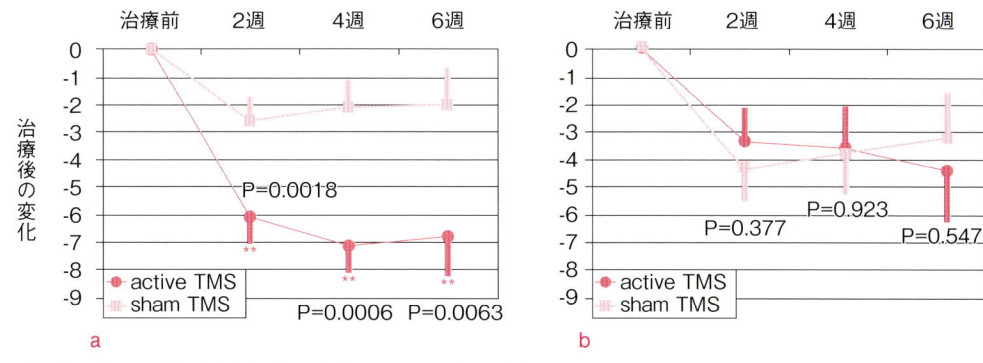

図19　抗うつ薬に反応しない患者のMADRSの変化
a 1種類の適切な抗うつ薬に反応しない患者（n=164）　b 複数の抗うつ薬に反応しない患者（n=137）
(Lisanby SH, Husain MM, Rosenquist PB, et al. Daily left prefrontal repetitive transcranial magnetic stimulation in the acute treatment of major depression: clinical predictors of outcome in a multisite, randomized controlled clinical trial. Neuropsychopharmacology 2009；34：522-34 より)

　一時見送られたが，現在のうつ病エピソードにおいて，1種類の適切な抗うつ薬に反応しない患者群と2～4種類の適切な抗うつ薬に反応しない患者群に分けて再解析を行った結果，前者では，2週，4週，6週のいずれもsham刺激群と比較し，active刺激群では有意な抗うつ効果を示した[1,38]（図19）。さらに1種類の適切な抗うつ薬に反応しない患者群（n＝164）のsham刺激に対するactive刺激の効果量（effect size）は，MADRSでは0.94（95％信頼区間，0.22-1.68），HAMD 17では0.83（95％信頼区間，0.20-1.48），HAMD 24では0.83（95％信頼区間，0.23-1.45）であり，2～4種類の抗うつ薬に反応しない患者群（n＝137）の効果量は，MADRSでは−0.01（95％信頼区間，−0.65-0.63），HAMD 17では0.42（95％信頼区間，−0.30-1.15），HAMD 24では0.26（95％信頼区間，−0.37-0.90）であったことから[1,38]，1種類の適切な抗うつ薬に反応しない治療抵抗性うつ病を対象とする条件付きで承認された。ただし，その後，追加データが提出され，2013年にはこのような条件はなくなり，事実上の適応拡大となっている。
　このランダム化二重盲検比較試験におけるうつ病の寛解率は，active刺激群ではMADRS 14.2％，HAMD 17では15.5％，HAMD 24では17.4％，sham刺激群ではMADRS 5.5％，HAMD 17では8.9％，HAMD 24では8.2％であった[1]。さらに，うつ病が寛解しない患者には，6週間のrTMSが非盲検下で行われ，active刺激群からの患者の寛解率はMADRS 17.8％，HAMD 24では19.2％，sham刺激群からの患者の寛解率は，MADRS 30.6％，HAMD 24では36.5％であった[39]。米国のNIMHの資金援助により実施されたランダム化二重盲検比較試験では，190名の大うつ病患者が参加し，同じ刺激条件で3～6週間のrTMSが行われ[2]，active刺激群の寛解率は，HAMD 24では14.1％，sham刺激群では5.1％であった（図20）。続いて行われた非盲検下での6週間のrTMSを受けた後の寛解率は，active刺激が先行する患者では30.2％，sham刺激が先行する患者では29.6％であった[2]。
　対象となっている患者の臨床的背景がそれぞれ異なっているため，単純に効果量を比較することはできないが，参考までに他の抗うつ療法の効果量を図21に示す。rTMSの効果量は，刺

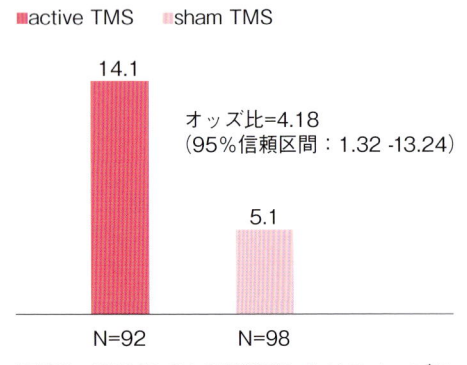

図20 HAMD 24の寛解率におけるオッズ比
（George MS, Lisanby SH, Avery D, et al. Daily left prefrontal transcranial magnetic stimulation therapy for major depressive disorder : a sham-controlled randomized trial. Arch Gen Psychiatry 2010；67：507-16 より作図）

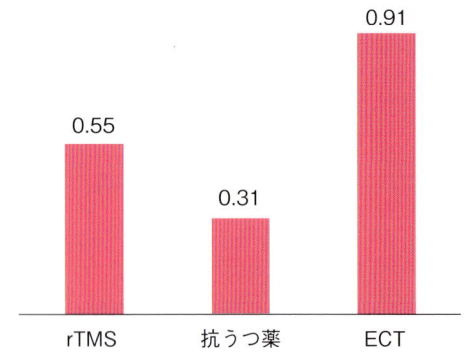

図21 rTMS, 抗うつ薬, ECTの効果量の比較

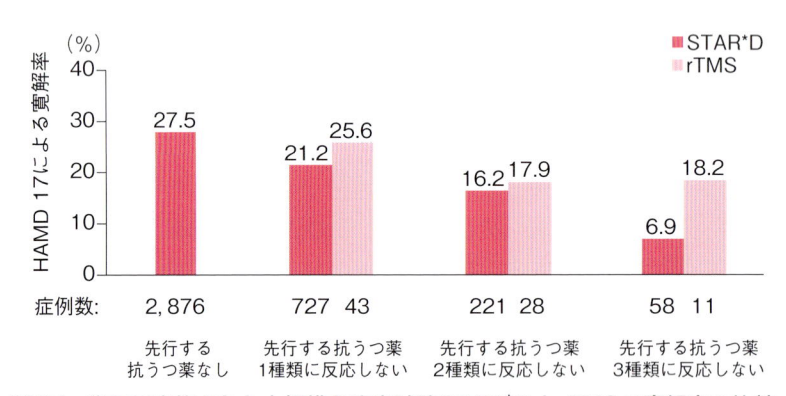

図22 米国で実施された大規模な臨床試験STAR*DとrTMSの寛解率の比較
（Avery DH, Isenberg KE, Sampson SM, et al. Transcranial magnetic stimulation in the acute treatment of major depressive disorder : clinical response in an open-label extension trial. J Clin Psychiatry 2008；69：441-51, Physicians Postgraduate Press. Reprinted with permissionより）

激条件が最適化されるにつれて増大している。Slotemaらは，rTMSの効果量は0.55（95％信頼区間，0.38-0.72）と報告している[40]。抗うつ薬については，薬剤によって効果量のばらつきがあるが，FDAに登録された抗うつ薬全体の効果量は0.31（95％信頼区間，0.27-0.35）である[41]。電気けいれん療法（ECT）の効果量は，0.91（95％信頼区間0.54-1.27）と大きく，実際の臨床的経験からも，おおむね納得できるのではないだろうか。

Ⓑ 薬物療法との比較

STAR*Dは，2003年から米国で実施された大うつ病性障害の治療アルゴリズムの実践と検証を目指した大規模な臨床試験である。詳細な説明は割愛するが，非盲検下にて，先行する抗うつ薬1種類，2種類による薬物療法に奏効しないうつ病患者の寛解率は，それぞれ，21.2％，16.2％であることがわかる[43]。一方，二重盲検下であるが，rTMSでは，それぞれ，25.6％，

表9　rTMSの抗うつ効果のまとめ

二重盲検（薬物療法の併用なし）
寛解率　15〜20%
非盲検（薬物療法の併用あり）
寛解率　30〜40%
寛解した患者の58%は，3カ月後も寛解を維持していた

（George MS, Taylor JJ, Short EB. The expanding evidence base for rTMS treatment of depression. Curr Opin Psychiatry. 2013；26：13-8より作表）

17.9%である[1]。さらに3種類の抗うつ薬の場合では6.9%の寛解率であるが[43]，rTMSでは18.2%の寛解率である[1]（図22）。症例数が大きく異なるために単純には比較できないが，複数の抗うつ薬による薬物療法に反応しないうつ病患者にとって，rTMSは有用な選択肢の一つとなる可能性が期待できるといえる。

◉ 抗うつ効果の現状

　rTMSの抗うつ効果を表9にまとめる。現在までのランダム化二重盲検比較試験では，およそ6週間の治療期間（刺激日数30日間）によって，既存の抗うつ薬に反応しないうつ病患者の15〜20%が寛解にいたることがわかる。さらに，これらの介入後に行われた臨床試験によれば，非盲検下でのrTMSの寛解率は30〜40%と考えられる[44]。また，rTMSによって寛解した患者の58%は，3カ月後も寛解を維持していた[45]。

（鬼頭　伸輔）

🏷 文献

1) O'Reardon JP, Solvason HB, Janicak PG, et al. Efficacy and safety of transcranial magnetic stimulation in the acute treatment of major depression：a multisite randomized controlled trial. Biol Psychiatry 2007；62：1208-16.
2) George MS, Lisanby SH, Avery D, et al. Daily left prefrontal transcranial magnetic stimulation therapy for major depressive disorder：a sham-controlled randomized trial. Arch Gen Psychiatry 2010；67：507-16.
3) Slotema CW, Blom JD, Hoek HW, et al. Should we expand the toolbox of psychiatric treatment methods to include Repetitive Transcranial Magnetic Stimulation（rTMS）? A meta-analysis of the efficacy of rTMS in psychiatric disorders. J Clin Psychiatry 2010；71：873-84.
4) Lefaucheur JP, André-Obadia N, Antal A, et al. Evidence-based guidelines on the therapeutic use of repetitive transcranial magnetic stimulation（rTMS）. Clin Neurophysiol 2014；125：2150-206.
5) Kuroda Y, Motohashi N, Ito H, et al. Effects of repetitive transcranial magnetic stimulation on［11C］raclopride binding and cognitive function in patients with depression. J Affect Disord 2006；95：35-42.
6) Kuroda Y, Motohashi N, Ito H, et al. Chronic repetitive transcranial magnetic stimulation failed to change dopamine synthesis rate：preliminary L-［β-11C］DOPA positron emission tomography study in patients with depression. Psychiatry Clin Neurosci 2010；64：659-62.

7) Miniussi C, Bonato C, Bignotti S, et al. Repetitive transcranial magnetic stimulation (rTMS) at high and low frequency: an efficacious therapy for major drug-resistant depression? Clin Neurophysiol 2005 ; 116 : 1062-71.
8) Pogarell O, Koch W, Pöpperl G, et al. Striatal dopamine release after prefrontal repetitive transcranial magnetic stimulation in major depression : preliminary results of a dynamic [123I] IBZM SPECT study. J Psychiatr Res 2006 ; 40 : 307-14.
9) Pogarell O, Koch W, Pöpperl G, et al. Acute prefrontal rTMS increases striatal dopamine to a similar degree as D-amphetamine. Psychiatry Res 2007 ; 156 : 251-5.
10) Yukimasa T, Yoshimura R, Tamagawa A, et al. High-frequency repetitive transcranial magnetic stimulation improves refractory depression by influencing catecholamine and brain-derived neurotrophic factors. Pharmacopsychiatry 2006 ; 39 : 52-9.
11) Luborzewski A, Schubert F, Seifert F, et al. Metabolic alterations in the dorsolateral prefrontal cortex after treatment with high-frequency repetitive transcranial magnetic stimulation in patients with unipolar major depression. J Psychiatr Res 2007 ; 41 : 606-15.
12) Yang XR, Kirton A, Wilkes TC, et al. Glutamate alterations associated with transcranial magnetic stimulation in youth depression : a case series. J ECT 2014 ; 30 : 242-7.
13) Zheng H, Zhang L, Li L, et al. High-frequency rTMS treatment increases left prefrontal myo-inositol in young patients with treatment-resistant depression. Prog Neuropsychopharmacol Biol Psychiatry 2010 ; 34 : 1189-95.
14) Brunoni AR, Baeken C, Machado-Vieira R, et al. BDNF blood levels after non-invasive brain stimulation interventions in major depressive disorder : a systematic review and meta-analysis. World J Biol Psychiatry 2015 ; 16 : 114-22.
15) Gedge L, Beaudoin A, Lazowski L, et al. Effects of electroconvulsive therapy and repetitive transcranial magnetic stimulation on serum brain-derived neurotrophic factor levels in patients with depression. Front Psychiatry 2012 ; 3 : 12.
16) Lang UE, Bajbouj M, Gallinat J, et al. Brain-derived neurotrophic factor serum concentrations in depressive patients during vagus nerve stimulation and repetitive transcranial magnetic stimulation. Psychopharmacology (Berl) 2006 ; 187 : 56-9.
17) Zanardini R, Gazzoli A, Ventriglia M, et al. Effect of repetitive transcranial magnetic stimulation on serum brain derived neurotrophic factor in drug resistant depressed patients. J Affect Disord 2006 ; 91 : 83-6.
18) Baeken C, De Raedt R, Leyman L, et al. The impact of one HF-rTMS session on mood and salivary cortisol in treatment resistant unipolar melancholic depressed patients. J Affect Disord 2009 ; 113 : 100-8.
19) Zwanzger P, Baghai TC, Padberg F, et al. The combined dexamethasone-CRH test before and after repetitive transcranial magnetic stimulation (rTMS) in major depression. Psychoneuroendocrinology 2003 ; 28 : 376-85.
20) Reid PD, Pridmore S. Dexamethasone suppression test reversal in rapid transcranial magnetic stimulation-treated depression. Aust N Z J Psychiatry 1999 ; 33 : 274-7.
21) Kito S, Hasegawa T, Fujita K, et al. Changes in hypothalamic-pituitary-thyroid axis following successful treatment with low-frequency right prefrontal transcranial magnetic stimulation in treatment-resistant depression. Psychiatry Res 2010 ; 175 : 74-7.
22) Teyssier JR, Trojak B, Chauvet-Gelinier JC, et al. Low frequency transcranial magnetic stimulation downregulates expression of stress genes in blood leucocytes : preliminary evidence. J Psychiatr Res 2013 ; 47 : 935-6.
23) Noda Y, Silverstein WK, Barr MS, et al. Neurobiological mechanisms of repetitive transcranial magnetic stimulation of the dorsolateral prefrontal cortex in depression : a systematic review. Psychol Med 2015 ; 45 : 3411-32.
24) Kito S, Fujita K, Koga Y. Changes in regional cerebral blood flow after repetitive transcranial magnetic stimulation of the left dorsolateral prefrontal cortex in treatment-resistant depression. J Neuropsychiatry Clin Neurosci 2008 ; 20 : 74-80.
25) Kito S, Hasegawa T, Koga Y. Neuroanatomical correlates of therapeutic efficacy of low-frequency

right prefrontal transcranial magnetic stimulation in treatment-resistant depression. Psychiatry Clin Neurosci 2011 ; 65 : 175-82.
26) Kito S, Hasegawa T, Koga Y. Cerebral blood flow ratio of the dorsolateral prefrontal cortex to the ventromedial prefrontal cortex as a potential predictor of treatment response to transcranial magnetic stimulation in depression. Brain Stimul 2012 ; 5 : 547-53.
27) Kito S, Hasegawa T, Koga Y. Cerebral blood flow in the ventromedial prefrontal cortex correlates with treatment response to low-frequency right prefrontal repetitive transcranial magnetic stimulation in the treatment of depression. Psychiatry Clin Neurosci 2012 ; 66 : 138-45.
28) Ebmeier KP, Donaghey C, Steele JD. Recent developments and current controversies in depression. Lancet 2006 ; 367 : 153-67.
29) Ressler KJ, Mayberg HS. Targeting abnormal neural circuits in mood and anxiety disorders : from the laboratory to the clinic. Nat Neurosci 2007 ; 10 : 1116-24.
30) George MS, Ketter TA, Post RM. Prefrontal cortex dysfunction in clinical depression. Depression 1994 ; 2 : 59-72.
31) Gold PW. The organization of the stress system and its dysregulation in depressive illness. Mol Psychiatry 2015 ; 20 : 32-47.
32) Kito S, Hasegawa T, Okayasu M, et al. A 6-month follow-up case report of regional cerebral blood flow changes in treatment-resistant depression after successful treatment with bilateral transcranial magnetic stimulation. J ECT 2011 ; 27 : e12-4
33) Liston C, Chen AC, Zebley BD, et al. Default mode network mechanisms of transcranial magnetic stimulation in depression. Biol Psychiatry 2014 ; 76 : 517-26.
34) Kito S, Pascual-Marqui RD, Hasegawa T, et al. High-frequency left prefrontal transcranial magnetic stimulation modulates resting EEG functional connectivity for gamma band between the left dorsolateral prefrontal cortex and precuneus in depression. Brain Stimul 2014 ; 7 : 145-6.
35) Downar J, Daskalakis ZJ. New targets for rTMS in depression : a review of convergent evidence. Brain Stimul 2013 ; 6 : 231-40.
36) Rossi S, Hallett M, Rossini PM, et al. Safety of TMS Consensus Group. Safety, ethical considerations, and application guidelines for the use of transcranial magnetic stimulation in clinical practice and research. Clin Neurophysiol 2009 ; 120 : 2008-39.
37) Fitzgerald PB, Fountain S, Daskalakis ZJ. A comprehensive review of the effects of rTMS on motor cortical excitability and inhibition. Clin Neurophysiol 2006 ; 117 : 2584-96.
38) Lisanby SH, Husain MM, Rosenquist PB, et al. Daily left prefrontal repetitive transcranial magnetic stimulation in the acute treatment of major depression : clinical predictors of outcome in a multisite, randomized controlled clinical trial. Neuropsychopharmacology 2009 ; 34 : 522-34.
39) Avery DH, Isenberg KE, Sampson SM, et al. Transcranial magnetic stimulation in the acute treatment of major depressive disorder : clinical response in an open-label extension trial. J Clin Psychiatry 2008 ; 69 : 441-51.
40) Slotema CW, Blom JD, Hoek HW, et al. Should we expand the toolbox of psychiatric treatment methods to include Repetitive Transcranial Magnetic Stimulation (rTMS)? A meta-analysis of the efficacy of rTMS in psychiatric disorders. J Clin Psychiatry 2010 ; 71 : 873-84.
41) Turner EH, Matthews AM, Linardatos E, et al. Selective publication of antidepressant trials and its influence on apparent efficacy. N Engl J Med 2008 ; 358 : 252-60.
42) UK ECT Review Group. Efficacy and safety of electroconvulsive therapy in depressive disorders : a systematic review and meta-analysis. Lancet 2003 ; 361 : 799-808.
43) Rush AJ, Trivedi MH, Wisniewski SR, et al. STAR*D Study Team. Bupropion-SR, sertraline, or venlafaxine-XR after failure of SSRIs for depression. N Engl J Med 2006 ; 354 : 1231-42.
44) George MS, Taylor JJ, Short EB. The expanding evidence base for rTMS treatment of depression. Curr Opin Psychiatry. 2013 ; 26 : 13-8.
45) Mantovani A, Pavlicova M, Avery D, et al. Long-term efficacy of repeated daily prefrontal transcranial magnetic stimulation (TMS) in treatment-resistant depression. Depress Anxiety 2012 ; 29 : 883-90.

第4章
rTMSの実際

1 適応と禁忌

　2016年5月現在，国内では，うつ病患者に対する反復経頭蓋磁気刺激（repetitive transcranial magnetic stimulation：rTMS）の治療機器としての承認はなく，また，治療に関するガイドラインや，それに相当するものは作成されていない。2014年にClinical Neurophysiology誌に掲載されたrTMS治療のEBMに基づくガイドラインでは，うつ病だけではなく，疼痛，パーキンソン病，ジストニア，振戦などの運動性障害，脳梗塞，筋萎縮性側索硬化症，多発性硬化症，てんかん，アルツハイマー病，耳鳴り，不安障害，強迫性障害，統合失調症の幻聴や陰性症状などの疾患や症状に対して，収集された臨床試験の質に基づき，rTMS治療の推奨レベルについて言及している[1]。すなわち，質の高い臨床試験により実証されているものが，Level A（definitely effective），次がLevel B（probably effective），Level C（possibly effective），no recommendationとして，4カテゴリーに区別されている[1]。

　うつ病については，786論文が検索され，プラセボを比較対象としたものは61研究であった。これらの研究では，左背外側前頭前野への高頻度刺激の有効性を評価したものが38研究，右背外側前頭前野への低頻度刺激の有効性を評価したものが5研究，両側性rTMSを評価したものが8研究，左右の背外側前頭前野への刺激を比較したものが10研究であった[1]。その結果は，左背外側前頭前野への高頻度刺激がLevel A，右背外側前頭前野への低頻度刺激がLevel Bの推奨であり，左右の背外側前頭前野への刺激を比較した研究は，Level Bであり，抗うつ効果には差がないというものであった[1]。また，両側性rTMSについては，従来の片側性のrTMSと比較し，より優位性を示すにたる報告はないため，no recommendationであった[1]。いずれにしても，刺激条件の適正化を目的としたさらなる臨床研究が行われる必要がある。

　American Psychiatric Association（APA），National Institute for Health and Care Excellence（NICE），Canadian Network for Mood and Anxiety Treatments（CANMAT），World Federation of Societies of Biological Psychiatry（WFSBP）によるガイドラインでも，うつ病へのrTMS治療について言及しており，American Journal of Psychiatry誌のClinical Guidanceでは，抗うつ薬による薬物療法に十分に反応しない中等度のうつ病（ただし，うつ病がより重度であり，電気けいれん療法が治療選択肢となる場合を除く）患者に対しては，週5日，4～8週間のrTMSを推奨している[2]。

Ⓐ rTMSに治療反応性を示す患者の臨床的特徴

　rTMSの治療反応性に関する患者の臨床的特徴について，表10にまとめた。なお，rTMSの治療反応性に関する神経生物学的マーカーについても，多数の報告がなされているが，そのまま，すぐに実際の臨床で応用することは難しいと考えられる。これについては，Silversteinらの総説が詳しい[3]。rTMSの臨床研究では，ほとんどの場合，薬物療法に反応しないうつ病患者が対象となっていることが多い。このような患者においても，現在のうつ病エピソードに反応

表10　rTMSの治療反応性に関する臨床的特徴

治療抵抗性の程度が高いと効きにくい
うつ病のエピソードが長いと効きにくい
不安障害を併存している患者では効きにくい
高齢の患者では効きにくい
前頭葉灰白質の萎縮がある患者では効きにくい
精神病性うつ病の患者では効きにくい

表11　rTMSの適応

中等症以上のうつ病患者
既存の薬物療法に十分に反応しない
電気けいれん療法が推奨される場合を除く

しない抗うつ薬の種類が増えるほど，つまり，複数の抗うつ薬に反応しないうつ病患者ほど，rTMSの効果が期待できないことが知られている[4,5]。うつ病のエピソード期間についても，短い方がよりrTMSの効果が高く，うつ病エピソードが長くなるにつれてrTMSが奏効しにくい[4,5]。うつ病に不安障害を併存している患者も，rTMSの効果が低いと報告されている[4]。また，rTMSは，若年者の方がその効果が高く，高齢の患者では効きにくくなる[5,6]。

脳血管性うつ病を対象としたランダム化二重盲検比較試験でも同様の傾向がみられ，年齢が高いほど効果が低くなり，また，前頭葉灰白質の体積が小さいほどrTMSが奏効しないとされる[6]。この理由としては，通常の8の字コイルの刺激深度は2 cm程度が限界であるため，加齢によって刺激部位である前頭前野の萎縮が少なからずあり，うつ病の改善に必要十分量の刺激が脳実質に到達していない可能性があること，また，若年者と比較し高齢者では，神経可塑性が減少するため，rTMSが奏効しにくいことが考えられる。

40名のうつ病患者が参加し，rTMS，もしくは電気けいれん療法（electroconvulsive therapy：ECT）に割り付けされ非盲検下で有効性が比較された研究では，精神病症状を伴ううつ病では，ECTと比較しrTMSの効果は劣るものの，非精神病性うつ病では，ECTとrTMSの効果は同等であったとしている[7]。さらに，非精神病性うつ病患者40名を対象とし，rTMSとECTを比較した研究でも，同様の結果が得られている[8]。

これまでの知見をまとめると，rTMSは抗うつ薬による薬物療法に反応しないうつ病患者を対象にした研究で，その有効性が評価されてきた。つまり，薬物療法が推奨されている中等症以上のうつ病で，既存の抗うつ薬による薬物療法が反応しない患者にrTMSは推奨されるべきであるといえる（表11）。ただし，精神病症状を伴ううつ病や，迅速な改善が求められる症例など，ECTの有用性が大きく期待される場合には，rTMSよりもECTが優先して選択されるべきである。

Ⓑ 磁気刺激法の安全性

磁気刺激法の安全性に関するガイドラインが，日本臨床神経生理学会から公表されている[9]。これはClinical Neurophysiology誌に掲載された「Safety, ethical considerations, and application guidelines for the use of transcranial magnetic stimulation in clinical practice and

表12　rTMSの禁忌

1．TMS，rTMSの絶対禁忌
刺激部位に近接する部位に，金属（人工内耳，ペースメーカー・DBSなどの体内刺激装置，投薬ポンプなど）を有する患者
2．けいれんのリスクが高い，あるいは不明なもの
新しい刺激方法のrTMS，安全基準を超える高頻度のconventional rTMS，てんかんの既往，頭蓋内病変の既往，けいれん閾値を低下させる薬剤の内服歴，睡眠不足，アルコール依存
3．けいれん以外のリスクが高い，あるいは不明なもの
埋め込まれたDBS電極，妊娠，重篤な心疾患を有する患者

（松本英之，宇川義一：臨床神経生理学会脳刺激の安全性に関する委員会：磁気刺激法の安全性に関するガイドライン．臨床神経生理学 2011；39：34-45 より作表）

research」[10]の要点を和訳したものである。このガイドラインは，うつ病治療に限ったものではないが，TMS，rTMSの安全性に関する事項がよくまとまっており，同学会のHPから無料で参照することができる（http://jscn.umin.ac.jp/news/file/2012_zikishigeki-bunken.pdf）。

　磁気刺激法の禁忌や安全性に関することは，おもに，磁性体とけいれん誘発の二つに大別することができる。TMS，rTMSは，通常のものであれば，1.5～2テスラ（T）程度の変動磁場を引き起こす。診療で使用しているMRIの禁忌とほぼ同様であり，変動磁場が生じるのはコイル周囲であるため，刺激部位に近い磁性体は，発熱するか，位置がずれる可能性がある（表12）。

　けいれんのリスクは十分に評価すべきであるが，詳細については次項にて説明する。

　妊婦に対しては，TMSの磁場は急速に減衰するため，胎児には影響しにくいとされる[9]。実際に，うつ病の妊娠女性に対するrTMSの報告では，出産した新生児に問題はなかった[9]。しかし，妊娠女性に対するrTMSは，胎児への磁場の影響だけではなく，rTMSによるけいれん誘発などの有害事象のリスクもあるため，慎重に検討されるべきである[9]。一方，rTMSの実施者が妊娠している場合には，コイルから0.7 m以上離れて行う[9]。

2　有害事象

　rTMSの一般的な有害事象を表13に示す。うつ病治療では，120％MTの刺激強度で行われ，磁気刺激中は使い捨ての耳栓が使用されている。著者らの経験では，主観的な聴力低下を呈した症例はない。rTMS後の脳波への影響は，刺激条件や報告により異なるが，おおむね1時間程度とされる[9]。

　rTMSの重篤な有害事象にけいれん誘発がある。一般的に，刺激頻度が高いほど，刺激強度が強いほど，刺激時間が長いほど，けいれんを誘発しやすいことが知られている[9]。1 Hzの刺激頻度ではけいれんを抑制する作用があることが知られている。けいれんのリスクと予防については，後に詳述する（38，39頁参照）。

表13　rTMSの有害事象

聴力低下
TMS後の脳波への影響
けいれん
失神
局所痛，頭痛，不快感
認知・神経心理学的変化
急性の精神反応

(松本英之，宇川義一：臨床神経生理学会脳刺激の安全性に関する委員会：磁気刺激法の安全性に関するガイドライン．臨床神経生理学 2011；39：34-45より作表)

表14　rTMSの有害事象と発現頻度

有害事象	発現頻度
頭痛	32〜47%
刺激部位の疼痛	25〜36%
刺激部位の不快感	11〜19%
筋収縮	20%
顎痛	10%
歯痛	3〜7%
顔面痛	1〜7%
けいれん発作	0.10%

(鬼頭伸輔：国内外におけるrTMSの現況，安全性に関する留意点．精神経誌 2015；117：103-9より)

　迷走神経反射による失神は，けいれんより頻度が高い可能性がある．失神とけいれんの鑑別は容易ではないが，意識障害からの回復時間が参考となる．失神は数秒単位で回復するが，けいれんからの回復には数分かかる[9]．rTMSの痛み，頭痛には，筋収縮，三叉神経刺激などが関係しているとされる[9]．これらの症状は高頻度刺激よりも低頻度刺激での報告が多いとされるが[9]，著者らのうつ病治療の経験では，むしろ高頻度刺激の方が，その頻度が高い印象を受けている．うつ病治療で行われる高頻度刺激では，認知機能の改善が期待されており，標準的な刺激条件では，認知・神経心理学的には問題ないと考えられる．うつ病や双極性障害の治療中に躁状態を呈した症例が報告されているが，その頻度は，およそ1％未満であり，active刺激群とsham刺激群では差がなかったとされる[12]．

　うつ病治療におけるrTMSの有害事象について，米国で行われた大規模臨床試験の結果をまとめたものを表14に示す．頭痛，刺激部位の疼痛・不快感，筋収縮などの頻度が高いことがわかる．著者らの経験では，これらの有害事象が理由でrTMSが中止となることは少ない．また，治療日数を重ねるにつれて，頭痛，疼痛，不快感は速やかに軽減することが多いため，患者に対して，これらを事前に十分に説明しておくことで，rTMSの導入がスムーズになる．また，実際に患者が刺激部位の疼痛，不快感を訴える場合には，表15に示すような対応をとるとよい．

Ⓐ 疼　痛

　初回のrTMSに際して，患者が痛みを訴えた場合，すぐに刺激強度を下げてしまうよりも，まず，刺激部位を変えずに8の字コイルの中心を軸に回転させてみる．経験的には，コイルの長軸が矢状面に平行となるように5〜20度くらい回転させる．渦電流の向きが変わるために，痛みの軽減とともに，十分な刺激を与えることができる．次に刺激部位（コイル）を移動させる場合，痛みの軽減の観点からは，元の場所から後方に0.5〜2.0 cm，内側に0.5〜2.0 cm程度移動

表15 rTMSの疼痛に対する対応

1. コイルを回転させる
2. 刺激部位を移動する
3. 刺激強度を下げる
4. 刺激方法を変更する

表16 けいれん誘発のリスク

寝不足
アルコール
けいれんの閾値を変化させる薬物
rTMS中の居眠り
薬物療法の変更

させた方がよいと思われる．しかし，著者らは，抗うつ効果を確実に得るために[13]，より前方に，より外側に移動させることもある．また，初回から数日にかけて刺激強度を下げて実施し，治療日数を重ねるにつれて痛みが軽減してきたら，目標とする刺激強度に設定していく．もしくは，右前頭前野への低頻度に変更するなどの方法もある．

Ⓑ けいれん

rTMSによるけいれん誘発は，頻度の低い有害事象であるが，留意すべき事項である．2013年の報告では，2008年に米国でrTMSが認可されてから，8,000人のうつ病患者が，250,000日（セッション）のrTMSを受けている．これは，一人あたり，平均31.25日（セッション）となり，週5日，約6週間の治療期間となる．けいれん誘発が報告されたのは，7例であった．したがって，rTMS 1日（セッション）あたりのけいれん誘発の頻度は0.003％未満であり，うつ病患者1人あたりの頻度は0.1％未満となる[14]．rTMSによるけいれん誘発は，原則としてrTMSの実施中か直後に起こるため，たとえば，rTMSを受けて自宅に帰ってからけいれんが生じた場合は，何か他の要因を検索した方がよい．けいれん誘発のリスクとして考えられるものを表16，けいれんの閾値を修飾する可能性のある薬物を表17にまとめた．

炭酸リチウムや，抗うつ薬，抗精神病薬を多剤併用している症例は，rTMSの導入前に薬物療法の見直しを考慮した方がよいかもしれない．三環系抗うつ薬やマプロチリン（maprotiline）は，けいれん閾値を下げることが知られている．これらは注意すべき事項であるが，必ずしもrTMSの禁忌とはならない．また，患者にけいれんの既往がある場合やてんかんの家族歴がある場合は，必要に応じて脳波，頭部CTやMRIを撮像する．けいれんのリスクがある場合には，けいれん誘発のリスクが少ない右前頭前野への低頻度刺激も考慮する．

Ⓒ 手指の筋収縮

rTMSの最中に手指の筋収縮が認められる場合は，背外側前頭前野ではなく一次運動野を刺激している可能性がある．また，刺激条件を他人と誤っている可能性もある．いずれの場合も初歩的な誤りであるが見落としやすく，期待される治療効果が得られないばかりか，けいれん発作の誘発につながる．習慣的に，治療の開始の際には，刺激側と反対側の手指の筋収縮をみておくとよいだろう（表18）．

表17 けいれんの閾値を修飾する可能性のある薬物

1．以下の薬物はけいれん閾値を下げるため，注意が必要である
imipramine, amitriptyline, doxepine, nortriptyline, maprotiline, chlorpromazine, clozapine, foscarnet, ganciclovir, ritonavir, amphetamines, cocaine, (MDMA, ecstasy), phencyclidine (PCP, angel's dust), ketamine, gamma-hydroxybutyrate (GHB), alcohol, theophylline
2．以下の薬物はけいれん閾値を下げる可能性があり，注意が必要である
mianserin, fluoxetine, fluvoxamine, paroxetine, sertraline, citalopram, reboxetine, venlafaxine, duloxetine, bupropion, mirtazapine, fluphenazine, pimozide, haloperidol, olanzapine, quetiapine, aripiprazole, ziprasidone, risperidone, chloroquine, mefloquine, imipenem, penicillin, ampicillin, cephalosporins, metronidazole, isoniazid, levofloxacin, cyclosporin, chlorambucil, vincristine, methotrexate, cytosine arabinoside, BCNU, lithium, anticholinergics, antihistamines, sympathomimetics
3．以下の薬物は急激な離脱はけいれん閾値を下げるため，注意が必要である
alcohol, barbiturates, benzodiazepines, meprobamate, chloralhydrate

（松本英之，宇川義一：臨床神経生理学会脳刺激の安全性に関する委員会：磁気刺激法の安全性に関するガイドライン．臨床神経生理学2011；39：34-45より作表）

表18 けいれんを防ぐためのポイント

右手指が，rTMSの刺激中に動いている（筋収縮を認める）
刺激部位が誤っている
刺激強度が誤っている
初回以降，右手指の筋収縮を認める
刺激条件が誤っている
抗てんかん薬やベンゾジアゼピンの減薬，あるいは退薬
※いずれの場合も中止し，刺激部位と刺激強度を確認する．必要に応じて再度決めなおす

3 問診すべき事項など

　rTMSの治療を始めるにあたり，問診すべき事項を表19に示す．基本的には，磁性体の有無とけいれんのリスク評価である．磁性体がある場合は，発熱や位置のずれが生じる恐れがある．
　rTMSの適応とリスクについて，表20にまとめた．現在までの知見をまとめると，ECTの適応がなく，中等症以上のうつ病にrTMSが推奨される．なお，rTMSの維持療法については，まだ標準的な刺激条件は確立していないため，個々の患者に応じて判断していく必要があると考えられる．安全性については，けいれんのリスク評価と予防が重要である．

表19 問診すべき事項

1.	けいれん，てんかんの既往
2.	失神の既往
3.	重度の頭部外傷の既往
4.	聴覚異常，耳鳴の有無
5.	妊娠の有無
6.	チタンを除く頭蓋内金属の有無（金属破片，クリップなど）
7.	人工内耳の有無
8.	埋め込み型刺激装置の有無（DBS，硬膜外電極，硬膜下電極，迷走神経刺激電極など）
9.	体内金属の有無（特にペースメーカーや心臓内カテーテル）
10.	植え込み型投薬装置の有無
11.	内服薬の有無（けいれん閾値を下げる薬剤を確認する）
12.	脊髄手術歴の有無
13.	シャント手術歴の有無
14.	TMSを受けた経験
15.	MRIを受けた経験

（松本英之，宇川義一；臨床神経生理学会脳刺激の安全性に関する委員会：磁気刺激法の安全性に関するガイドライン．臨床神経生理学 2011；39：34-45 より作表）

表20 rTMSの適応とリスクのまとめ

rTMSの適応の判断
有効性
・中等症以上のうつ病
・ECTの適応なし
安全性
・磁性体の有無
・けいれんのリスク評価

（鬼頭　伸輔）

文献

1) Lefaucheur JP, André-Obadia N, Antal A, et al. Evidence-based guidelines on the therapeutic use of repetitive transcranial magnetic stimulation (rTMS). Clin Neurophysiol 2014；125：2150-206.
2) George MS, Post RM. Daily left prefrontal repetitive transcranial magnetic stimulation for acute treatment of medication-resistant depression. Am J Psychiatry 2011；168：356-64.
3) Silverstein WK, Noda Y, Barr MS, et al. Neurobiological predictors of response to dorsolateral prefrontal cortex repetitive transcranial magnetic stimulation in depression：a systematic review. Depress Anxiety 2015；32：871-91.

4) Lisanby SH, Husain MM, Rosenquist PB, et al. Daily left prefrontal repetitive transcranial magnetic stimulation in the acute treatment of major depression : clinical predictors of outcome in a multi-site, randomized controlled clinical trial. Neuropsychopharmacology 2009 ; 34 : 522-34.

5) Fregni F, Marcolin MA, Myczkowski M, et al. Predictors of antidepressant response in clinical trials of transcranial magnetic stimulation. Int J Neuropsychopharmacol 2006 ; 9 : 641-54.

6) Jorge RE, Moser DJ, Acion L, et al. Treatment of vascular depression using repetitive transcranial magnetic stimulation. Arch Gen Psychiatry 2008 ; 65 : 268-76.

7) Grunhaus L, Dannon PN, Schreiber S, et al. Repetitive transcranial magnetic stimulation is as effective as electroconvulsive therapy in the treatment of nondelusional major depressive disorder : an open study. Biol Psychiatry 2000 ; 47 : 314-24.

8) Grunhaus L, Schreiber S, Dolberg OT, et al. A randomized controlled comparison of electroconvulsive therapy and repetitive transcranial magnetic stimulation in severe and resistant nonpsychotic major depression. Biol Psychiatry 2003 ; 53 : 324-31.

9) 松本英之, 宇川義一 ; 臨床神経生理学会脳刺激の安全性に関する委員会. 磁気刺激法の安全性に関するガイドライン. 臨床神経生理学 2011 ; 39 : 34-45.

10) Rossi S, Hallett M, Rossini PM, et al ; Safety of TMS Consensus Group. Safety, ethical considerations, and application guidelines for the use of transcranial magnetic stimulation in clinical practice and research. Clin Neurophysiol 2009 ; 120 : 2008-39.

11) 鬼頭伸輔 : 国内外におけるrTMSの現況, 安全性に関する留意点. 精神経誌 2015 ; 117 : 103-9.

12) Xia G, Gajwani P, Muzina DJ, et al. Treatment-emergent mania in unipolar and bipolar depression : focus on repetitive transcranial magnetic stimulation. Int J Neuropsychopharmacol 2008 ; 11 : 119-30.

13) Herbsman T, Avery D, Ramsey D, et al. More lateral and anterior prefrontal coil location is associated with better repetitive transcranial magnetic stimulation antidepressant response. Biol Psychiatry 2009 ; 66 : 509-15.

14) George MS, Taylor JJ, Short EB. The expanding evidence base for rTMS treatment of depression. Curr Opin Psychiatry 2013 ; 26 : 13-8.

第5章

rTMS の手順

1 rTMSによるうつ病治療の手順

　反復経頭蓋磁気刺激（repetitive transcranial magnetic stimulation：rTMS）によるうつ病治療の概略を以下に示す（表21）。rTMSは，安全性や忍容性に優れた治療法であるが，注意すべき副作用として，けいれん発作などがまれに生じる。診察を通して，rTMSの適応の有無，けいれんのリスクを評価する。精神医学的な評価としては，rTMSの適応の有無に加えて，うつ病の発症年齢，うつ病エピソードの回数，現在のうつ病エピソードの期間，うつ病の重症度，自殺念慮の有無，精神病症状の有無，軽躁/躁病エピソードの有無，治療抵抗性の程度，併存疾患などを確認しておく。身体医学的な評価としては，器質性精神障害や症状性精神障害を念頭に診察を進め，必要に応じて，脳波，頭部CTやMRI，血液検査などを行い除外する。精神科だけではなく，他の診療科からの処方薬も確認し，運動閾値（motor threshold：MT）を修飾する薬物の服用，睡眠状況，アルコールやカフェインの摂取状況などを確認する。また，rTMSの禁忌，磁性体の有無，けいれんのリスクなども評価する。著者らが使用しているrTMS問診票を表22に示す。

　説明と同意は，患者，家族に対して口頭と書面で行い，書面にて同意を得る。また，医学的記録として残しておく。標準的なrTMS治療にかかる時間，費用，期待される効果と見通し，予想される副作用，また，副作用への対応など，分かりやすく正確に伝える。rTMS治療の流れについて，冊子やビデオなど視覚的な情報を提供すると理解しやすい。また，rTMS治療中は，頭部の動きが制限され，刺激音が生じることも伝える。rTMSを行わない場合，また，rTMSを途中で中止した場合，rTMSが奏効した場合，rTMSが奏効しなかった場合なども，事前に十分に説明し，可能な代替療法も含めて説明する。

　rTMSを導入するにあたり，必須の検査はないが，必要に応じて脳波，頭部CTやMRI，血

表21　rTMSによるうつ病治療

1. 問診票の記入
2. 診察
3. 説明と同意
4. 検査
5. 薬物療法の調整
6. 刺激部位および強度決定
7. 刺激条件および治療計画の決定
8. 治療開始
9. うつ症状および安全性の評価
10. 刺激条件および治療計画の見直し

（鬼頭伸輔：長引く抑うつ症状への専門治療．反復経頭蓋磁気刺激（rTMS）．精神科臨床サービス2016；16：255-9より）

表22 rTMS問診票

rTMS問診票（下記の15項目にお答えください）

名前＿＿＿＿＿＿＿＿＿＿＿＿＿＿＿
記入日＿＿＿＿年＿＿月＿＿日

1. てんかんがありますか，また，けいれんや発作を起こしたことがありますか。
   （はい/いいえ）
2. これまで失神の発作や卒倒を起こしたことがありますか，もしあるなら，どのような状況であったか説明してください。
   （はい/いいえ）
   （はいの場合：　　　　　　　　　　　　　　　　　　　　　　）
3. 頭に重度の外傷を負ったことがありますか（意識を失った，など）。
   （はい/いいえ）
4. 聴覚に何か問題がありますか，また，耳鳴りがありますか。
   （はい/いいえ）
5. 妊娠していますか，または，その可能性がありますか。
   （はい/いいえ）
6. 頭蓋内/脳内に金属がありますか（チタンを除く）（例：破片，クリップなど）。
   （はい/いいえ）
7. 人工内耳がありますか。
   （はい/いいえ）
8. 埋め込み型神経刺激装置はありますか（例：脳深部刺激，硬膜外/下，迷走神経刺激など）。
   （はい/いいえ）
9. 心臓ペースメーカーを装着していますか，または心臓内導線や金属がありますか。
   （はい/いいえ）
10. 薬剤輸液装置を装着していますか。
    （はい/いいえ）
11. 薬を服用中ですか（挙げてください）。
    （はい/いいえ）
    （はいの場合：　　　　　　　　　　　　　　　　　　　　　　）
12. これまでに脊髄の外科手術を受けたことがありますか。
    （はい/いいえ）
13. 脊髄または脳室に髄液の導出管を留置していますか。
    （はい/いいえ）
14. 過去にTMS（経頭蓋磁気刺激）を受けたことがありますか。
    （はい/いいえ）
15. 過去にMRI（磁気共鳴映像法）を受けたことがありますか。
    （はい/いいえ）

（Rossi S, Hallett M, Rossini PM, et al；Safety of TMS Consensus Group. Safety, ethical considerations, and application guidelines for the use of transcranial magnetic stimulation in clinical practice and research. Clin Neurophysiol 2009；120：2008-39より作表）

液検査などを行う。多剤併用療法や，けいれんの閾値を下げる薬物を服用している場合は，rTMSを導入する前に薬物療法の調整を行う。また，rTMSの治療期間中は原則として，薬物療法の変更は行わない。もし，薬物療法を変更した場合は，再度，刺激強度を測定しなおし，MTを決める。一般的には，左背外側前頭前野への高頻度刺激か，右背外側前頭前野への低頻度刺激が行われる。刺激強度，刺激頻度，刺激時間，刺激間隔などの刺激条件や，治療期間を決める。

　rTMSの開始にあたって，特別な前処置は必要ない。rTMSの治療時間は約40分弱かかるため，楽な姿勢で座ってもらう（図23）。また，治療途中でも中断できることを伝える。装飾品等については，磁場の影響を受ける可能性のある金属を身に着けていないかを確認し，ピアス，イヤリング，眼鏡などは外してもらう。rTMSの治療中は刺激音が生じるため，使い捨ての耳

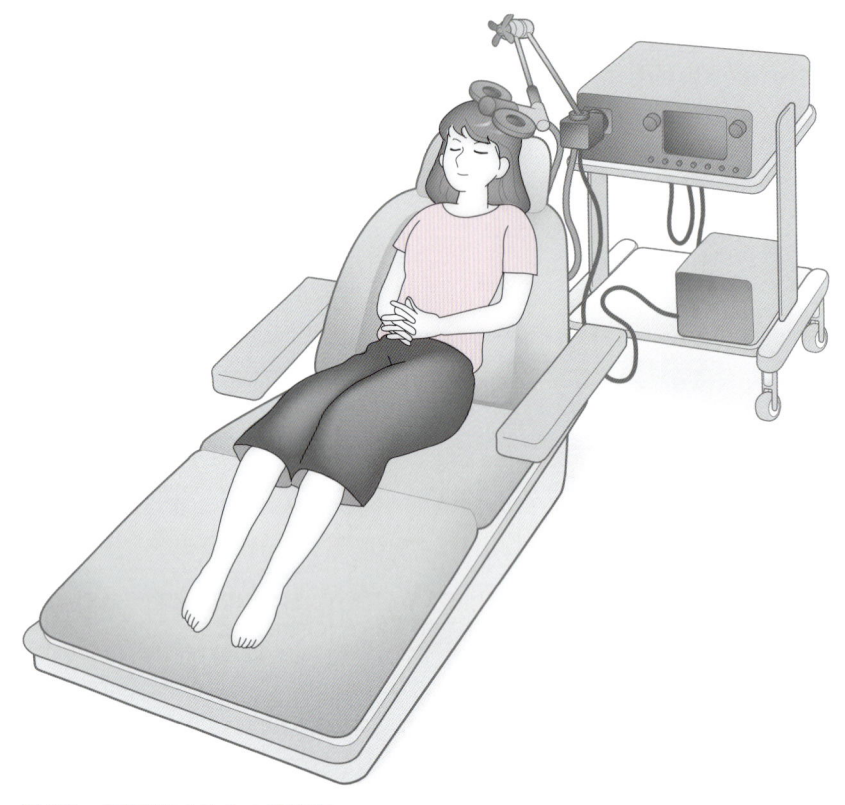

図23 rTMSによるうつ病治療

栓を使用する(図24)。治療キャップは，患者の頭のサイズに合うものを選ぶ(図25)。大きすぎたり，小さすぎたりすると，治療中にずれてしまうことがある。刺激部位の決定に使用するほか，刺激強度，名前，IDなどを記載しておく。

　rTMS治療期間中は，1，2週間おきにうつ症状を評価する。rTMSの実施中は，体動によりコイルの位置がずれることや密着させていたコイルが頭皮から離れることがあるため，適宜確認する。刺激中に手指の筋収縮が認められる場合は，背外側前頭前野ではなく一次運動野を刺激している可能性があるため，すぐに中断し，コイルの位置や刺激条件を確認する。また，治療開始初期は，刺激部位やその周辺の頭皮の痛みを訴える場合があるが，これらの痛みは治療期間中に徐々に軽減する場合が多いため，事前に説明しておく。rTMS治療中のカルテ記載例を表23に示す。

　rTMSの治療期間中，服用している薬物が変更された場合は，すぐ報告するように事前に伝えておく。必要に応じて，短母指外転筋(abductor pollicis brevis muscle：APB)の一次運動野のMTを再測定し，刺激強度を決め直す。治療期間中にけいれん発作が生じた場合は，原則として治療は中断し，原因の検索を行う。標準的な刺激条件にて，期待された効果が得られないときは，rTMSの治療期間や右背外側前頭前野への低頻度刺激など，刺激条件および治療計画の見直しを検討する。

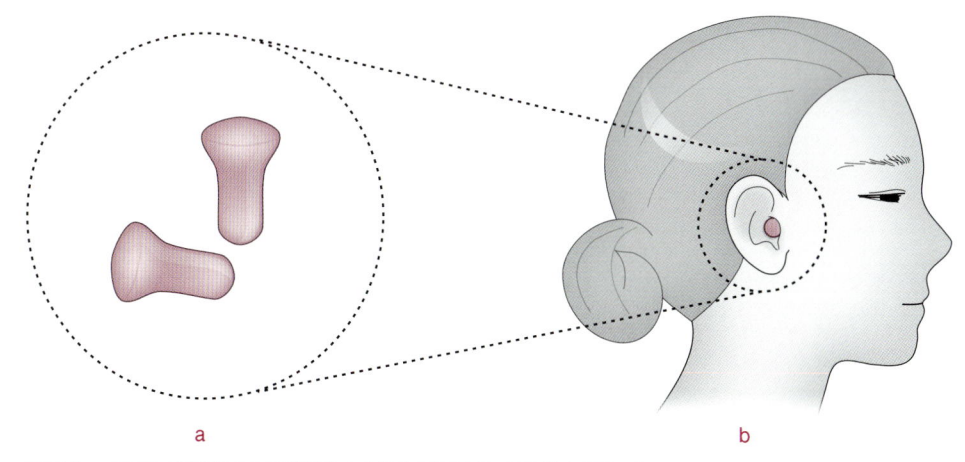

図24　rTMSの刺激中は刺激音を軽減する目的で耳栓を用いる
a 使い捨ての耳栓　b 耳栓を患者の耳に装着

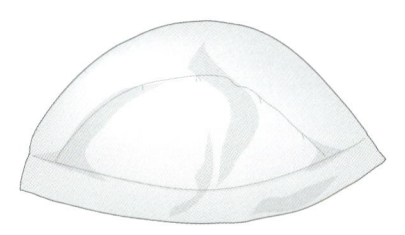

図25　キャップは患者の頭のサイズに合わせる

表23　カルテ記載の例

rTMS　　回目
左背外側前頭前野，10 Hz，　％（120％MT），3,000回
有害事象：有・無
HAMD　　点　　　　CGI　　点
S/O　外出して，買い物に行けるようになった
A/P　rTMSを継続する
次回の外来予約　　月　日　時

2　刺激部位と刺激強度の決め方—APBを基準とした5 cm法

　本項では，rTMSの刺激部位と刺激強度の決め方について説明する。rTMSの標準的な刺激条件は，3章で述べたとおりだが，刺激部位や刺激強度は個人差が大きく，さらに服薬している薬物によっても変わってくる。特に刺激強度は，頭蓋骨の形，厚さ，コイルから脳実質までの距離，加齢などに大きく影響される。したがって，rTMSの効果を最大に引き出すためには，適切な手順に従って，刺激部位と刺激強度を決めることが肝要である。
　刺激部位と刺激強度の決め方には，様々な方法がある（表24）。本項では，APBを基準とした5 cm法について説明する。

Ⓐ 刺激部位の決め方

　左側の背外側前頭前野を刺激するときは，同側のAPBの一次運動野を基準とする。そこから，矢状断にそって前方5 cmを治療標的部位とする。

表24 背外側前頭前野の決め方

APB point
5 cm前方
5.5 cm前方
6 cm前方
国際10-20法
F3
F3とAF3の中間
Neuronavigation
BA9
BA46

図26 キャップ中央を正中矢状断に合わせる

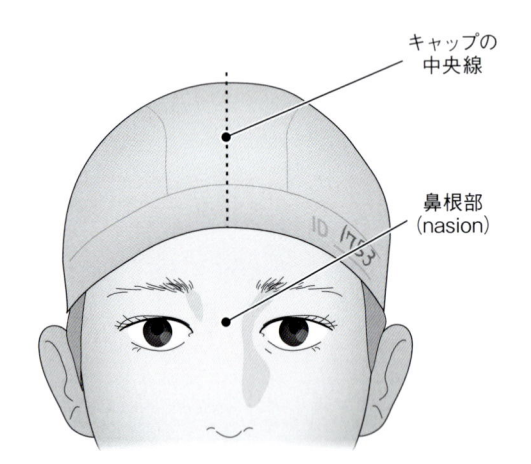

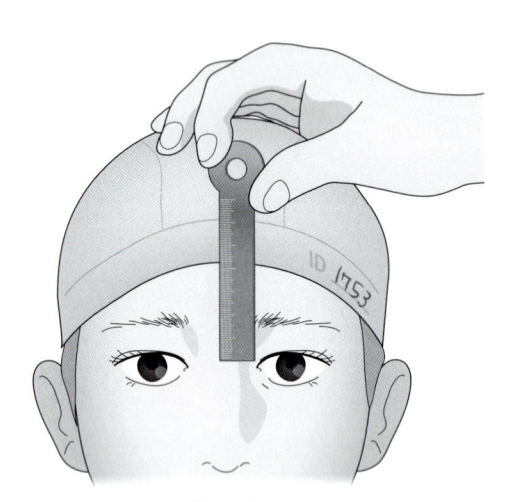

図27 キャップの正中前方

　患者に楽な姿勢で座ってもらい，サイズに合った治療キャップを装着する。図26に示すようにキャップの中央を正中矢状断に合わせる。次に鼻根部(nasion)からキャップの正中前方外縁部までの距離を測定する(図27)。たとえば4 cmであった場合，2回目以降，キャップの前方外縁部と鼻根部までの距離を4 cmにすることで，頭部とキャップの位置の再現性が保たれる。キャップには，ID，キャップの前方外縁部と鼻根部までの距離を記入しておく(図28)。

　左側のAPBの一次運動野を同定する(図29, 30)。一次運動野を刺激すると右手指の筋が収縮する。

　図31に示すように，キャップにマス目を描いたうえで，コイルを矢状断にそって，C3から前後方向に動かし，単発刺激を行う。右手指の筋収縮が最大のところで，コイルの位置をキャップにマーキングする。次に，冠状断にそって内外側(左右)にコイルを動かす。この際Penfieldの脳地図(図32)をイメージしつつコイルを動かすと良い。第4, 5指と比較し，第1,

2 刺激部位と刺激強度の決め方—APBを基準とした5 cm法

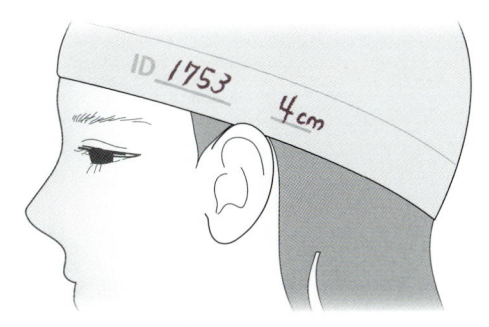

図28 キャップにID，測定数値などを記入

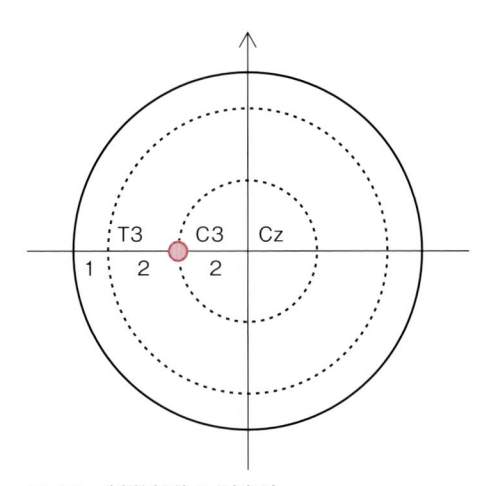

図29 刺激部位の測定法
国際10-20法により，鼻根部（nasion）と後頭結節（外後頭隆起）（inion），左右の耳介前点をそれぞれ計測し，それぞれの中点をCzとする。左耳介前点からCzまでを1：2：2に分割するとT3，C3となる。

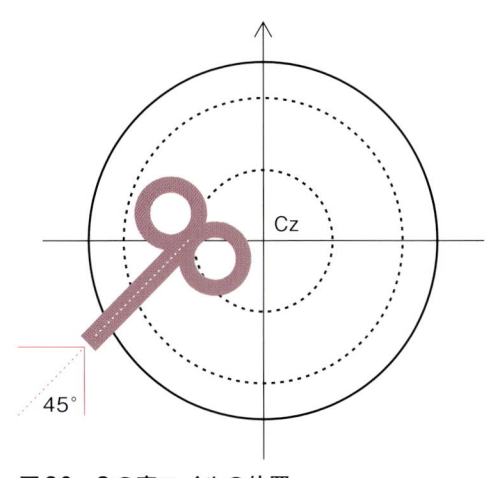

図30 8の字コイルの位置
国際10-20法のC3を目安に8の字コイルの中心をあわせる。この時，コイルの軸は正中矢状断から約45度の角度にする。

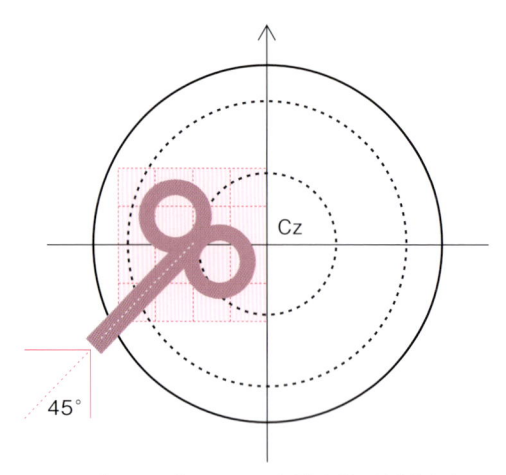

図31　キャップにマス目を描き単発刺激を行う

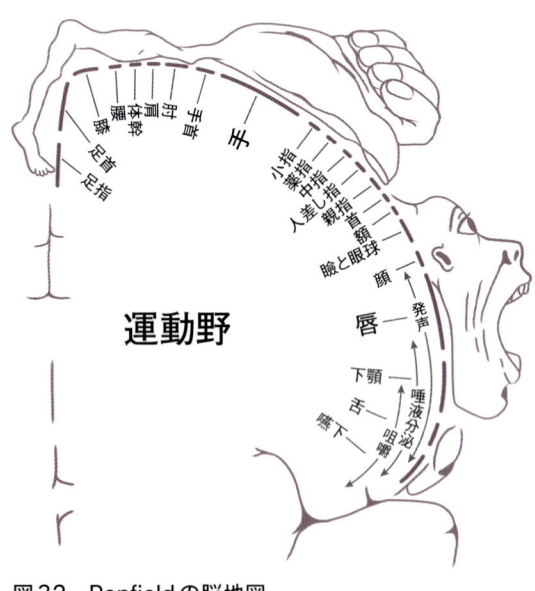

図32　Penfieldの脳地図

2指の支配領域はより外側に位置する。冠状断にそって，外側にコイルを動かしていく方がAPBの一次運動野を見つけやすい。

　APBの一次運動野を同定する際には，正中矢状断からコイルの軸が45度の角度のままコイルを動かし，図33に示すように，8の字コイルの中心が刺激部位と接するように心がける。このようにC3を目安に矢状断に沿って前後方向，冠状断にそって左右方向に8の字コイルの中心を移動させて単発刺激を行い，右手指（APB）の筋収縮が最大となるところをキャップにマーキングする。

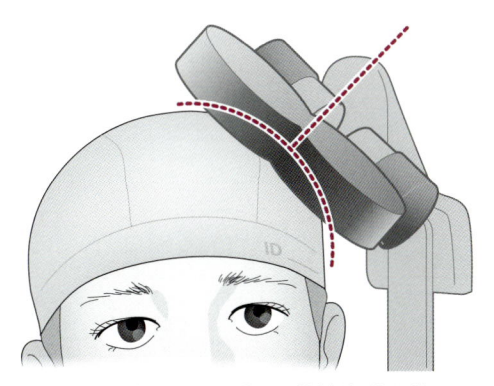

図33　8の字コイルの中心が刺激部位と接する

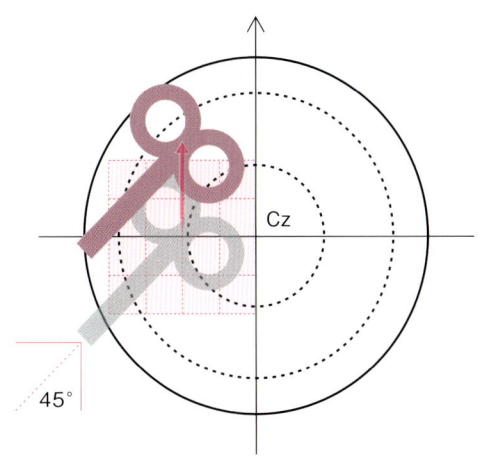

図34　APB 5 cm法による前方5 cmが治療標的部位

Ⓑ 刺激強度の決め方

　次に刺激強度を決定する。刺激強度は，APBの筋収縮を目視で確認する方法と，筋電図を用いてAPBの運動誘発電位（motor evoked potential：MEP）から決める方法がある。前者では，単発刺激により目視にてAPBの筋収縮が10回中5回以上確認できる最小の刺激強度をMTとし，これを刺激強度の基準とする。後者は，APBに筋電図電極を貼付して単発刺激を行い，50 μV以上のMEPが10回中5回以上確認できる最小の刺激強度をMTとする。うつ病の治療ではAPBのMTを基準とし，刺激強度を決める。たとえば，120％MTで治療標的部位を刺激する場合，MTを決めた際の出力表示が50％であれば60％，55％であれば66％となる。

　APBを基準とした5 cm法では，同定したAPBの一次運動野から矢状断にそって前方5 cmが治療標的部位となる（図34）。この時のコイルの位置をキャップにマーキングしておき，2回目以降は，キャップのマーキングにあわせて，8の字コイルを固定する。

　次に筋電図を用いたAPBのMTの決め方について説明する。図35のように母指を第5指の

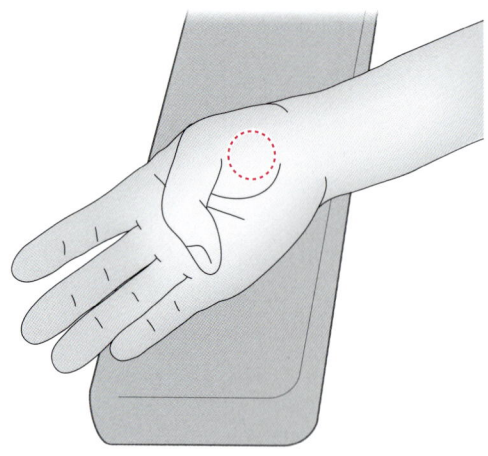

図35　短母指外転筋の筋腹の同定
母指を第5指の付け根に近づける。

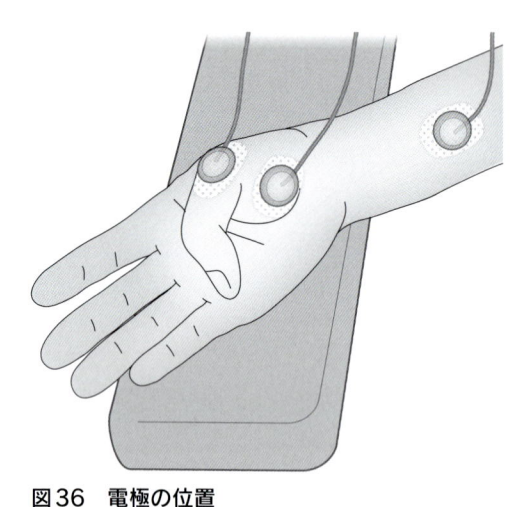

図36　電極の位置
測定電極は短母指外転筋の筋腹と腱上に貼付し，
アース電極は前腕内側に貼付する。

付け根に近づけるように指示し，APBの筋腹を同定する．酒精綿で電極の貼付部位を拭き，測定電極はAPBの筋腹と腱(筋に乗らないように)上に貼付し(筋腹-腱法，belly-tendon)，アース電極は前腕内側に貼付する(図36)．

　APBの一次運動野を刺激する際には，図37に示すように手指の力を抜き弛緩した状態を保つように指示する．MEPの測定中は，自然と手指の筋緊張が高まっている場合が多いため，適宜，手を握る，開くことを繰り返し行うことで筋緊張を和らげるとよい．

　APBの一次運動野に8の字コイルの中心をあわせてコイルを固定する．刺激強度は30～35%くらいから始める．3～5回の単発刺激を行いながら，刺激強度を3～5%ずつ強めていき，筋電図上のMEPを確認する．目視にて手指の筋収縮が認められる，あるいは，50 μV以上のMEP

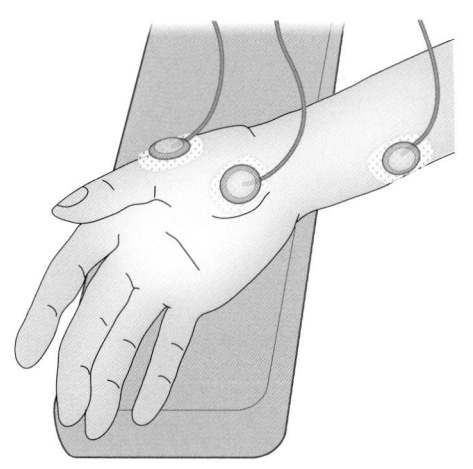

図37 一次運動野を刺激する際の姿勢
手指の力を抜き弛緩した状態を保つ。

が頻繁に導出するようであれば，MTを超えていると考えられるため，50 μV以上のMEPが10回中5回以上確認できる最小の刺激強度まで1%ずつ減量し，APBのMTを決める。

（長谷川　崇・鬼頭　伸輔）

第6章

症 例

1 うつ病の再燃後に反復経頭蓋磁気刺激が奏効し復職が可能となった症例

▶ Key points

- 抗うつ薬による副作用のために，十分量の投与ができない患者に反復経頭蓋磁気刺激が奏効した
- 反復経頭蓋磁気刺激は，うつ病に伴う認知機能障害を改善させる可能性があり，復職にあたり有用であったと考えられる

45歳，男性

[主　訴] 物事に集中できず，同時にいくつかの業務がこなせない

[家族歴] 特記すべき事項なし

[既往歴] 特記すべき事項なし

[生活歴] 大学を卒業後，製造業の会社に就職した。32歳時に結婚し，2子をもうけた。43歳時に勤務先の会社が倒産し，小売業の会社に再就職したが，深夜業務や過重労働が続くことが多く，また上下関係に厳しい社内風土に馴染むことができなかった。

[現病歴] X-1年に不安，焦燥感を中心としたうつ症状が出現し，近医を受診した。うつ病の診断にて加療が開始され，当初，パロキセチン（paroxetine），ミルナシプラン（milnacipran hydrochloride）が試された。しかし，期待された効果が得られず，X-9月より休職し自宅療養に入った。

　X-6月より，アモキサン（amoxapine）が処方され，1日150 mgまで増量したところ，うつ病は寛解した。

　X-3月より，勤務会社の復職支援制度である「試し勤務」を利用し休職扱いのまま，通勤練習と軽作業を行い，1カ月間継続した。経過が順調であることから，X-2月に原職に復帰した。

　復職後，休職前には滞りなく行えていた社内資料の作成や取り引き先とのメールにミスが目立つようになり，いくつかの業務を並行して行うことが困難となった。また，時間外勤務は，産業医より禁止されていたため行っていなかったが，終業近くの時間帯には易疲労感を認めた。

　そのため，仕事が円滑に進まないことを悩むようになったことを契機に，うつ病が再燃し，X-1月（復職後約1カ月）に再休職となった。X年，本人の希望により反復経頭蓋磁気刺激（repetitive transcranial magnetic stimulation：rTMS）治療目的にて当院紹介受診となった。受診時，抑うつ気分，意欲低下，易疲労感，不眠，不安を認め，日常生活における軽作業や外出などにも支障を来していた。

［診　断］大うつ病性障害，反復エピソード，中等度
［治　療］当院受診時，ハミルトンうつ病評価尺度（Hamilton Depression Rating Scale：HAMD）22点であり，中等症のうつ病であった。近医より処方されている抗うつ薬（アモキサン150 mg/日）については，口渇，便秘などの副作用が生じていたため，さらなる増量は難しいと判断し，通院にてrTMSを開始した。

　刺激条件は，左前頭前野への高頻度刺激（刺激頻度10 Hz，刺激強度120％MT，刺激時間4秒，刺激間隔26秒，刺激回数1日3,000回）とし，週5日，6週間を目安とした。

　rTMS開始後，当初は刺激部位の痛みを訴えたが，治療の中断には至らなかった。治療3，4回目で刺激部位の痛みは徐々に軽減した。

　治療約2週後（10回治療後）くらいから，読書や新聞の購読が集中して行えるようになり，夕方から夜間にかけての易疲労感も軽減した。

　治療約4週後（20回治療後）には，自宅でパソコンを利用した軽作業も行えるようになった。rTMSが終わった後，以前のように図書館に立ち寄ったり，買い物をしたりすることができるようになった。

　治療約6週後（30回治療後），全体的に活気のある様子で，抑うつ気分，意欲低下などのうつ症状は軽減した。HAMDは14点であった。rTMS治療が終了し2カ月後，再度，現職に復職した。ただし，当面，時間外勤務と深夜業務は禁止とし就労制限が行われた。復職後は，前回のような業務上のミスは少なくなり，割り当てられた業務を並行して進められ，うつ病の再燃もなく順調に経過している。

［Comment］

　本症例は，薬物療法によりうつ病が寛解したものの，注意障害，遂行機能障害の残存が疑われ，円滑に仕事を進めることができず，復職後，短期間でうつ病が再燃，再休職に至った症例である。2回目のうつ病エピソードでは，アモキサン150 mgを服用したまま，6週間のrTMS治療が行われ，再度，復職に成功し通常の業務内容が行えるまでに至った。経過中，認知機能検査は行われていないが，rTMS治療により，うつ病が寛解し注意障害や遂行機能障害も改善した可能性が考えられる。

　うつ病に伴う認知機能障害は，うつ症状の改善後も残存し，再燃や再発のリスク因子となり，社会的機能の低下を引き起こすことが示されている[1,2]。そのためうつ病の治療では，認知機能障害を軽減させることが，その後の復職の成否に大きく影響する。

　治療抵抗性のうつ病患者を対象としたrTMS治療と認知機能に関する研究は，現在までに複数行われている[3,4]。比較的症例数が少ないため，必ずしも結果は一致していないが，おおむね，rTMS治療では，注意障害や遂行機能障害などの認知機能に関わる副作用は生じず，むしろrTMS治療前と比較し，rTMS治療後には改善したとする報告が多い[3,4]。rTMSが，どのような認知機能ドメインに作用するのか，また，治療効果との関連性については，今後の研究課題といえよう。

本症例のように抗うつ薬による薬物療法が奏効したものの，復職に至らない，あるいは，復職しても容易に再燃してしまうケースは，日常の臨床でも多数経験される。このよう場合，うつ病の評価尺度では，寛解と判断されていても，何らかの認知機能障害が残存している可能性がある。rTMSは，うつ症状のみならず，認知機能障害にもその治療効果が期待できるため，本症例のようなケースには，有用な治療法であったと考えられる。

（長谷川　崇・鬼頭　伸輔）

2 反復経頭蓋磁気刺激が奏効し自動車の運転業務が可能となった症例

> **Key points**
> - 抗うつ薬の副作用が忌避されるケースでは，反復経頭蓋磁気刺激が有用である

55歳，男性

[主　訴] 朝起きられず，仕事に行けない
[家族歴] 特記すべき事項なし
[既往歴] 高血圧，糖尿病(いずれも内服加療中)
[生活歴] 高校を卒業後，運送業の会社に就職した．大型免許を取得してからは，トラックの運転による運送業務が主体であった．深夜業務や過重労働が多く，慢性的な疲労が持続していた．業務時間が不規則であるため，食生活は乱れがちであった．45歳時の健康診断にて高血圧，糖尿病を指摘され，以後，内服加療を継続している．婚姻歴はなく，一人暮らしである．
[現病歴] X-6月，月に80時間以上の過重労働が続き，体調を崩した．不眠，不安，朝の起床困難を訴え，かかりつけ医に相談したところ，精神科への受診をすすめられ，近医メンタルクリニックを初診した．

　うつ病と診断され，エスシタロプラム(escitalopram)10 mg/日とベンゾジアゼピン(benzodiazepine)系抗不安薬の投与が開始された．不眠は比較的速やかに改善し，当初の不安も軽減した．治療開始2週間後より，エスシタロプラムを20 mg/日まで増量したところ，治療開始4カ月後にはうつ病は寛解し，担当医より復職が可能であると判断された．

　休職中は毎月定期的な産業医面談を行い，寛解後，産業医が復職の可否について検討した．運送業務が主体であり，復職に際し自動車の運転が必須となるため，産業医により眠気の評価が行われた．エプワース眠気尺度(Epworth sleepiness scale)[5]は15点と高値であり，問診にて午前中から日中にかけての眠気を認めた．そのため，復職はこれらの自覚症状が改善するまで見合わせる方針となった．

　X-2月，日中の眠気について担当医に相談したところ，夕食後に服用しているベンゾジアゼピン系抗不安薬を中止する判断がなされた．しかし，その後も日中の眠気は続いた．担当医は，エスシタロプラムの減量や他の抗うつ薬への切り替えに関して，うつ病の再燃を懸念し消極的であったため，患者は，自己判断でエスシタロプラムを中止した．中止後より眠気は軽減し，エプワース眠気尺度は7点まで低下したため，X-1月，産業医より復職の許可が得られたため職場に復帰した．

　復職2週後より，不安，焦燥感を認め，その後，抑うつ気分，自責感，不眠が生じるようになり，仕事に行けなくなり，再休職に至った．

本人の希望により，X年，以前より関心のあった反復経頭蓋磁気刺激（repetitive transcranial magnetic stimulation：rTMS）による治療目的にて当院紹介受診となった。

[診　断] 大うつ病性障害，反復エピソード，中等度

[治　療] 当院受診時，ハミルトンうつ病評価尺度（Hamilton Depression Rating Scale：HAMD）20点であった。また，エスシタロプラムを服用していた頃は午前中の眠気と起床困難が問題点であったため，生活習慣リズム表への自己記入を指示した。

　本人の希望もあり，抗うつ薬による薬物療法は行わず，rTMSの治療を開始した。刺激条件は，左前頭前野への高頻度刺激（刺激頻度10 Hz，刺激強度120％MT，刺激時間4秒，刺激間隔26秒，刺激回数1日3,000回）を，週5日で6週間を目安とした。

　rTMS治療中，刺激部位の痛み等の訴えは認めなかった。治療約2週後（10回治療後）から，やや焦燥感は軽減し，診察中も落ち着いた態度で応答できることが多くなった。

　治療約4週後（20回治療後），自覚的にも不安を感じることが少なくなった。また，初回の休職時のような日中の眠気を訴えることはなかった。生活習慣リズム表から，日中も支障なく活動できることが確認できた。

　治療約6週後（30回治療後），HAMDは10点，エプワース眠気尺度は5点であった。

　rTMSによる治療終了後，会社にて産業医面談を行ったところ，産業医より自動車の運転に関して許可が得られたため，原職の運送業務に復職をすることができた。

[Comment]

　本症例では，薬物療法によりうつ病は寛解したものの，エスシタロプラムによる眠気が起床時から正午かけて残り，復職への焦りから自己判断で抗うつ薬を中止したケースである。その後，うつ病が再燃し，rTMSの導入により，運動業務が行えるまでに改善した。

　選択的セロトニン再取り込阻害薬（selective serotonin reuptake inhibitor：SSRI）はその他の種類の抗うつ薬に比べ，眠気の副作用を生じる頻度は少ないことが特徴の一つである。エスシタロプラムに関しては，プラセボ対象試験において眠気が生じる頻度は10％（プラセボ群5％）とされている[6]。

　職場においては，うつ病が寛解した後も，抗うつ薬による日中の眠気のため円滑な復職ができないことがある。特に，復職後，自動車の運転を要する業務の場合は，うつ病の治療に際し，事前にそれぞれの治療法について検討したうえで，患者に説明しておくことが肝要であると考えられる。

　rTMSは，刺激中の痛みや不快感，筋収縮などは伴うが，抗うつ薬に生じやすい副作用は原則的に生じないため，本症例における抗うつ療法として有用であったと考えられる。一方，rTMSの急性期治療後のストラテジーについては，まだ，明確に示されていない。本症例では，抗うつ薬を併用せずに，rTMSが奏効し復職となった。患者は，運動業務に携わっているため，今後，うつ病の再燃，再発を防ぐための治療方針をいかにすべきかが課題である。

（長谷川　崇・鬼頭　伸輔）

column ▶ 眠気の評価

　眠気の評価は，特に自動車の運転を要する業務や危険作業を伴う業務の復職を判断する際に重要である．眠気の質や程度は個人差があり，その計測には主観的な方法と客観的な方法とがある[7]．

　主観的な計測方法の代表は質問紙法である．質問紙法は，瞬間的な眠気と常態的な眠気の計測の質問紙に大別される．就業の可否判断には，常態的な眠気の計測がより重要であるため，代表的な質問紙としてはエプワース眠気尺度（Epworth sleepiness scale）[5]（表25）が挙げられる．下記に示すような8項目からなる自己記入式の尺度であり，総得点が11点以上の場合には，日中の眠気があると判定される．

　眠気の客観的な計測方法は，脳波所見をはじめとする生理的計測，認知課題の成績による行動的計測があるが，いずれも検査には手間や時間がかかるため，職場の復職判定に日常的に用いることは現実的ではない[7]．

表25　エプワース眠気尺度

下記の8項目に対し，0～3点で自己記入式に評価する
0＝眠ってしまうことはない　1＝時に眠ってしまう　2＝しばしば眠ってしまう　3＝だいたいいつも眠ってしまう）

1．座（すわ）って読書中	0	1	2	3
2．テレビを見ているとき	0	1	2	3
3．人の大勢いる場所（会議や劇場など）で座っているとき	0	1	2	3
4．他の人の運転する車に，休憩なしで1時間以上乗っているとき	0	1	2	3
5．午後に，横になって休憩をとっているとき	0	1	2	3
6．座って人と話しているとき	0	1	2	3
7．飲酒をせずに昼食後，静かに座っているとき	0	1	2	3
8．自分で車を運転中に，渋滞や信号で数分間，止まっているとき	0	1	2	3

3 癌発症後のうつ病に低頻度反復経頭蓋磁気刺激が奏効した症例

▶ Key points

- 不安，焦燥感が前景のうつ病に右前頭前野の低頻度刺激が有効であった
- うつ病の寛解後，反復経頭蓋磁気刺激の持続/維持療法の導入が成功した

63歳，女性

[主　訴]落ち着かない，家事ができない，嘔気，動悸がつらい
[家族歴]姉に精神科受診歴あり
[既往歴]60歳時に大腸癌
[生活歴]大学を卒業後，会社員として就職した．25歳時に現夫と結婚し，1子をもうけ，その後は専業主婦．60歳時に大腸癌を指摘され，手術と化学療法を行った．
[現病歴]X－5年に不安，嘔気や動悸を主体とした身体的愁訴が出現した．そのため，総合病院の精神科を受診し，仮面うつ病と診断され，抗うつ薬による治療が開始された．パロキセチン（paroxetine），ミアンセリン（mianserin）が試されたが，十分な効果は得られず，嘔気や動悸，不安，焦燥感，食欲不振，易疲労感などの症状は持続した．その後，セルトラリン（sertraline）50 mg/日に変更となり，うつ症状は軽減し寛解に至った．セルトラリン 50 mgによる継続療法が行われ，料理や洗濯，掃除などの家事もできるほか，地域のボランティア活動に参加するなど，従前の日常生活が行えるようになった．

　X－3年，健康診断を契機に大腸癌を指摘され，手術，化学療法が施行された．同時期より病悩から不安，焦燥感がしだいに強まり，食欲不振，易疲労感，抑うつ気分が出現したため，セルトラリンが 50 mg/日から 100 mg/日に増量された．しかし，期待した効果は認められず，嘔気や動悸などの症状も認めるようになった．複数の抗うつ薬が試されたが，ふらつきや嘔気等の副作用が生じやすく，十分量を投与することができなかった．結局，最も副作用の訴えが少なかったセルトラリン 100 mg/日が継続して処方された．

　地域のボランティア活動にも行けなくなり，自宅で閉居して過ごすようになった．また，普段の家事もできないことが多く，定年退職後の夫が家事全般を担うようになり，しだいに夫も疲弊した．本人は，夫へ依存的になっていることや，時に感情的な態度をとってしまうことで悩んだ．そのため，担当医の紹介にて，X年，反復経頭蓋磁気刺激（repetitive transcranial magnetic stimulation：rTMS）治療の目的にて当院初診となった．受診時，不安，焦燥感が強く，抑うつ気分，食欲不振，易疲労感，嘔気や動悸を主体とする身体的愁訴を認めた．

[診　断]大うつ病性障害，反復エピソード，中等度

［治　療］診察時，簡易抑うつ症状尺度（Quick Inventory of Depressive Symptomatology：QIDS-J）15点であり，中等症のうつ病であった。担当医より処方されているセルトラリン100 mgは継続し，通院にてrTMSを開始した。

不安，焦燥感，身体的愁訴が主症状であるため，刺激条件は，右前頭前野への低頻度刺激（刺激頻度1 Hz，刺激強度120％MT，刺激時間1,800秒，刺激回数1日1,800回）を選択し，週5日，6週間の治療期間を予定した。rTMS治療中，刺激部位の痛みや頭痛は認めなかった。

治療約2週後（10回治療後，QIDS-J 12点）から，不安，焦燥感はやや軽減し，嘔気と動悸の訴えは目立たなくなった。また，自宅での料理や掃除などの家事が，徐々にできるようになった。

治療約4週後（20回治療後，QIDS-J 4点）には，大腸癌の話題になっても，落ち着いた様子であり，抑うつ気分，食欲不振，易疲労感などの症状は改善した。夫からも，以前のように家事もでき，気持ちのうえでも余裕が出てきていると思うと評価が得られた。週5日，4週間のrTMSは終了とし，週3日，週2日，週1日と3週間かけて，漸減した。以降，週1日の頻度でrTMSを持続した。X＋2月より，持続療法として，週1日のrTMSを計8週間（8日）行い，X＋4月より，続けて2週間に1日のrTMSを計4週間（2日）行った。

持続療法期間中も，うつ症状の増悪を認めることなく経過は良好であり，夫と国内旅行に出かけることもできた。本人，ご家族とも相談し，うつ症状の増悪時は，再度受診するよう指示し，rTMS治療は終了とした。

[Comment]

初回のうつ病エピソードはセルトラリンが奏効し寛解に至ったが，大腸癌発症後の再発ではセルトラリンを至適容量まで投与したにもかかわらず，治療効果が不十分であったため，rTMS治療を導入した症例である。身体的愁訴を伴う不安症状を前景としたうつ病に対して，右前頭前野への低頻度刺激を選択し，4週間の急性期治療を行った。うつ病が寛解した後も，引き続き約3ヵ月間の持続療法を行い，経過中，うつ症状の増悪を認めることはなかった。

がん患者がうつ病を併発しやすいことは，以前から経験されるところである。がん患者のうつ病の有病率は，外来では5〜16％，入院では4〜14％であり[8]，また，本症例のように不安症状を前景とするうつ病患者は，薬物療法に反応しにくいとする報告もある[9]。がん患者のうつ病では，身体合併症や抗うつ薬の副作用により十分量の投与ができない，あるいは，十分量を投与しても治療効果が得られないケースもあるため，このような場合，rTMSが治療選択肢として有用かもしれない。

rTMSの標準的な刺激条件は左前頭前野への高頻度刺激であるが[10]，一方，右前頭前野への低頻度刺激の有効性も支持されている[10]。これらの刺激方法と患者の臨床的特性に関連した治療反応性はどうであろうか。たとえば，不安障害を併存しているうつ病患者は，左前頭前野への高頻度刺激に反応しにくいことが知られている[11]。また，右前頭前野への低頻度

刺激は，不安障害を併存するうつ病患者に対し，不安と抑うつのそれぞれの症状に有意な治療効果を示した[12]。左前頭前野への高頻度刺激と右前頭前野への低頻度刺激の治療効果を比較した研究では，後者の刺激方法が，不安の程度が強いうつ病患者ほど，より有効であったとしている[13]。このように不安症状を伴ううつ病では，右前頭前野への低頻度刺激がより有効である可能性がある。SPECTを用いた神経画像研究では，右前頭前野への低頻度刺激が，刺激部位だけではなく，前頭葉眼窩野，膝下部帯状回などの脳血流を減少させ，その治療効果は脳血流の減少と相関していることから[14]，これらの情動に関連した脳領域にrTMSが抑制的に作用することで，不安症状を軽減している可能性がある。

　rTMSの急性期治療後に行われる持続/維持療法は，うつ症状の増悪を防ぐ可能性が示されているが[15,16]，持続/維持療法中のrTMSの適切な頻度や期間に関する明確な指針はない。本症例では，6週間の急性期治療後に週1日のrTMSを計8週間，さらに2週間に1日のrTMSを計4週間行い，経過中，うつ症状の増悪は認めなかった。

　rTMSの維持療法に関する研究では，6週間のrTMSの急性期治療後に引き続き，月1日のrTMSを行った群と行わなかった群を比較し，うつ症状が増悪しrTMSの再導入に至るまでの期間は，どちらも平均2カ月であり，有意な差は認められなかったと報告している[17]。したがって，うつ症状の増悪を防ぐには，ある程度の頻度でrTMSを行うことが必要かもしれない。一方，rTMS治療が奏効した患者では，rTMSの再導入が有効であることが知られている[17,18]。rTMSの再導入は，急性期治療後，うつ症状が増悪した時に平均15日のrTMSを行うものである[17,18]。本症例でも，今後の治療の選択肢として，rTMSの再導入を検討することは有用な治療ストラテジーであると考えられる。

（長谷川　崇・鬼頭　伸輔）

4 両側性の反復経頭蓋磁気刺激が奏効した症例

> **Key points**
> ● 多剤に反応しない治療抵抗例でも両側性反復経頭蓋磁気刺激に反応する例はある
> ● 集中力低下，仕事の能率の低下から休職に至った症例でも，反復経頭蓋磁気刺激は副作用なく施行でき，復職といった社会機能の向上も見込める

59歳，男性

[主　訴] 疲れやすい，気分がすぐれない

[家族歴] 特記すべき事項なし

[既往歴] 特記すべき事項なし

[生活歴] 高校卒業後，職業訓練を受けた後に研究所に勤務していたが，35歳時に会社が倒産し，他施設のシステム課に責任者として勤務していた。25歳で結婚し1子をもうけていた。

[現病歴] 40代の頃に集中力が低下し，仕事の能率が低下，易疲労感や不眠が出現し，職場に行くのが億劫になってきた。約2年間は医療機関にかからず経過をみていたが状態が改善しないため，近医でうつ病と診断され薬物療法を開始した。その後10年で同様のエピソードを3回繰り返し，休職と復職を繰り返した。これまでは薬物療法で改善していたが，今回のエピソードはミルナシプラン，パロキセチン，クロミプラミン（clomipramine），アモキサピン（amoxapine）を使用しても改善せず10カ月間続いていた。また，職場では仕事の効率が悪く，数日前の仕事の内容を思い出すことに時間がかかり，同僚に迷惑をかけているのではないかと罪悪感を感じていた。薬物療法での改善に乏しく，本人がインターネットでrTMSを知り，治療を希望されて当院を紹介受診した。

[診　断] 大うつ病性障害，反復性，重症，精神病症状を伴わないもの

[治　療] 本症例に対して，rTMSによる治療を刺激条件は以下の通りで両側性に行った。1 Hzの低頻度刺激を右前頭前野（100%MT，120秒）に行った直後に10 Hzの高頻度刺激を左前頭前野（100%MT，1トレイン5秒，20トレイン）に施行し，治療前，4週後，6カ月後に症状評価とSPECTを施行した。

　3セッション終了後より集中力低下の改善が始まり，その後，意欲低下の改善を認めた。12セッションでうつ症状の改善を認め，本人が終了を希望したため4週目はrTMSを施行しなかった。ハミルトンうつ病評価尺度17項目（HAMD 17）は，治療前の24点から5点まで減少し，復職後のフォローアップ時（6カ月後）もHAMD 17は2点と寛解状態を維持していた。同評価時点でのSPECTは図38に示す通りである。

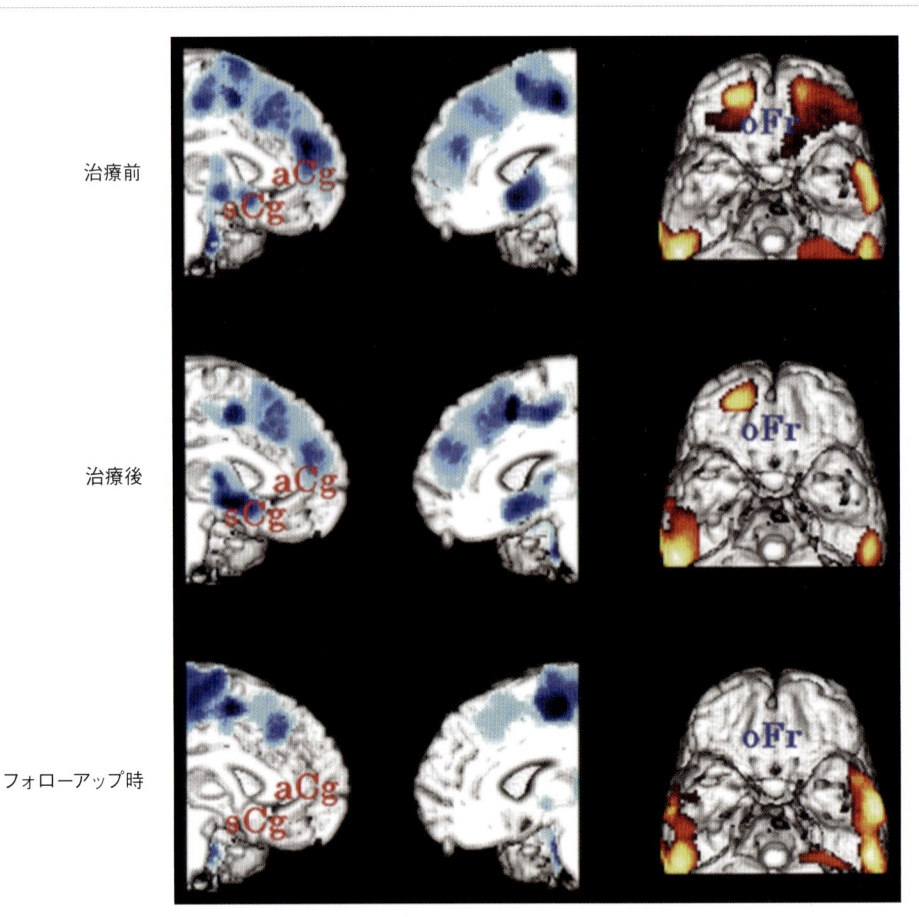

図38 治療前，治療後，フォローアップ時の血流変化
治療前には健常者と比較してaCg/sCgの血流は低下，oFrの血流は上昇していたが，治療後にはoFrの血流は正常化，6カ月後にはaCg/sCgの血流は正常化した。青は健常者と比較して血流が低下している部位，赤は健常者と比較して血流が上昇している部位を示す。
aCg：anterior cingulate cortex（前部帯状回），　sCg：subgenual cingulate cortex（膝下部帯状回），
oFr：orbitofrontal cortex（眼窩前頭皮質）
(Kito S, Hasegawa T, Okayasu M, et al. A 6-month follow-up case report of regional cerebral blood flow changes in treatment-resistant depression after successful treatment with bilateral transcranial magnetic stimulation. J ECT 2011；27：e12-e14 より)

[Comment]

　　三環系抗うつ薬を含む4剤に反応しなかった治療抵抗性うつ病に対して，3週間の両側性rTMS治療を行い，長期の寛解と復職といった社会機能の向上を認めた症例である。
　rTMSの治療効果は左前頭前野に対する高頻度刺激，右前頭前野に対する低頻度刺激の効果が確立されているが，それらを組み合わせた両側刺激の有効性を調べた試験は少ない。Fitzgeraldらは両側rTMSの効果を調べるために，50人を対象に6週間のsham刺激対照のランダム化比較試験を行い，実刺激では寛解率36％，反応率44％でsham刺激（寛解率0％，反応率8％）より有意に抗うつ効果があることを示した[19]。この研究ではsham刺激に対して2週目から6週間にわたって有意な抗うつ効果を認めた。ここでは，1Hzの低頻度刺激を右

前頭前野に，刺激強度110％MT，1トレイン140秒，30秒のインターバルで3トレイン行い，その直後に10 Hzの高頻度刺激を左前頭前野に，刺激強度100％MT，1トレイン5秒，25秒のインターバルで15トレイン施行している。

　Blumbergerらは74人を対象に，両側性，左片側性，sham刺激の3群におけるsham刺激対照のランダム化比較試験を行い，主要評価項目である寛解率で，両側性の刺激が他のいずれの群よりも有意に高かったことを示した（両側性34.6％，片側性4.5％，sham刺激5.0％）[20]。この研究では，1 Hzの低頻度刺激を右前頭前野に，刺激強度100％MT（60歳以上には120％MT），1トレイン100秒，30秒のインターバルで5トレイン行い，その直後に10 Hzの高頻度刺激を左前頭前野に，1トレイン5秒，30秒のインターバルで15トレイン施行している。

　しかし，Fitzgeraldらによる66人を対照とした同様のデザインの3群比較の二重盲検試験では両側性の有効性は示されなかった[21]。この研究では1 Hzの低頻度刺激を右前頭前野に，刺激強度120％MT，15分間1トレイン行い，その直後に10 Hzの高頻度刺激を左前頭前野に，1トレイン5秒，30トレイン施行している。

　これらの研究と比較すると本症例に対する刺激は，低頻度刺激が少なかったかもしれない。しかし，本症例は非常に良好な反応を示しており，高頻度刺激だけでも十分な反応が得られたかもしれない。そもそも両側性の刺激での有効性は，高頻度刺激に反応する一群と低頻度刺激に反応する一群のいずれにもある程度有効だからかもしれない。今後はどのような症例が高頻度刺激または低頻度刺激に有効かを調べ，その中で両側性刺激の位置づけを明確にしていく必要があるだろう。

　rTMSの脳血流への影響は第3章にもあるが，著者らの別の研究において眼窩前頭皮質や膝下部帯状回の血流の変化は抗うつ効果との関連があることが示された。本症例での変化について，眼窩前頭皮質の血流低下はrTMSそのものの効果かもしれないが，膝下部帯状回の変化は治療後から遅れて認めており，うつ病の改善に伴う変化かもしれない。実際に，膝下部帯状回の血流正常化は治療手段によらず一貫している[22]。また，膝下部帯状回の血流は上昇が示されることが多いが，本症例では健常者と比較して同部位の血流が低下していた。膝下部帯状回の体積が減少している症例では，健常者と比較する際に血流低下となってしまうことが指摘されており[23]，本症例では膝下部帯状回での萎縮があったのかもしれない。

　なお，あくまで臨床的な実感でしかないが，臨床症状としていわゆる集中力低下・決断力低下から仕事の能率が落ちてしまい休職を繰り返し，うつ病に伴う認知機能障害の存在が疑われる症例に対して，rTMSは良い選択肢ではないかと感じている。

（髙宮　彰紘・鬼頭　伸輔）

5 反復経頭蓋磁気刺激ではなく電気けいれん療法を施行すべきだった症例

> **Key points**
> - 高齢者の精神病症状を伴ううつ病に対して，反復経頭蓋磁気刺激は良い選択肢ではない
> - うつ症状の早急な改善が望まれる場合には，反復経頭蓋磁気刺激ではなく電気けいれん療法を考慮する必要がある

72歳，女性

[主　訴] 便が出ない，食事がのどにひっかかる

[家族歴] 特記すべき事項なし

[既往歴] 虫垂炎

[生活歴] 大学卒業後，教師として働いた後に結婚，3子をもうけた。元来，真面目で責任感の強い性格だった。趣味はテニス，海外旅行。

[現病歴] 以前は趣味のテニスやゴルフ，海外旅行を楽しんでいたが，65歳頃から特に誘因なく意欲低下，不眠が出現し，近医でうつ病と診断された。当初は近医にてスルピリド（sulpiride）などの薬物療法を受けて改善した。その後も意欲低下，不眠が主症状の抑うつエピソードを繰り返し，ミルナシプラン（milnacipran hydrochloride），パロキセチン（paroxetine hydrochloride hydrate），ミルタザピン（mirtazapine），デュロキセチン（duloxetine hydrochloride），アリピプラゾール（aripiprazole）などの薬物療法を受けて改善していた。しかし，70歳時の抑うつエピソードでは薬物療法に反応せず，左前頭前野に対する高頻度の反復経頭蓋磁気刺激（repetitive transcranial magnetic stimulation：rTMS）が奏効し寛解状態となった。

72歳時に抑うつエピソードが再発した際には過去のような意欲低下，不眠のみならず，貧困妄想，心気妄想も伴い，不安・焦燥が強く便のこだわりも強かった。また，咽頭部の違和感を訴え，「食事がのどにひっかかるから何も食べられない」と訴え，耳鼻科的精査で咽喉頭部の器質的疾患は除外されても本人は納得せず，拒食・拒薬状態が続き，食欲低下・体重減少が進行した。

[診　断] 大うつ病性障害，反復性，重症，精神病症状を伴うもの

[治　療] 前回のエピソードでrTMSに良好な反応を示し寛解状態となったため，今回も家族がrTMS治療を希望した。そのためrTMSを開始したものの，不安・焦燥は改善せず，「もう何もできなくなってしまった」「もう良くならない。この身体だけはあと20年も30年も生き続けるのに」と訴え，拒食・拒薬となり，栄養状態悪化，体重減少も著しく早急な改善が必要な状態であるため，電気けいれん療法（electroconvulsive therapy：ECT）の導入が必要と

考えられた。その旨を本人および家族に説明し，rTMS治療は中断し，ECT治療を計13回施行した。その後は寛解状態となり自宅に退院した。

[Comment]

本症例はrTMSでは改善に乏しく，ECTにより改善した高齢者の精神病性うつ病の症例である。本症例は従来，診断における退行期メランコリーに近い類型，さらに極期にはコタール症候群の病像を呈していた。操作的診断基準では精神病症状を伴う重症うつ病エピソードに相当するため，以下は精神病性うつ病のエビデンスを引用する。

rTMSはECTと比較して有効性に劣り，特に精神病性うつ病に対しては顕著である[24,25]。一方，精神病性うつ病に対してECTは90％以上の寛解率が報告されている[26,27]。またECTは効果発現が早いため，早急な改善が期待される症例（自殺のリスクが高い，拒食・低栄養・脱水などによる身体衰弱，昏迷，焦燥を伴う重症精神病など）に対しては薬物療法に先立つ第一の治療としても推奨されている[28]。高齢者に対してECTを施行することをためらう精神科医は多いが[29]，最近の研究でも高齢者に対する治療効果の速さは報告されており[30,31]，高齢者でもECTは安全に施行でき，むしろ65歳以上の高齢者の方が寛解率は高い[32,33]。

以上より，本症例のような高齢者，精神病症状を伴う症例，早急な改善が期待される症例に対してはrTMSよりもECTを考慮すべきであるといえる。

（髙宮　彰紘・鬼頭　伸輔）

column ▶ ECTとrTMSの直接比較

一部の研究ではECTとrTMSの効果を直接比較しているものもあるが，そのような比較には意味がないように思える。我々の経験からはECTとrTMSは効果の現れ方が違う。精神病性うつ病や焦燥の強い高齢者のうつ病に対しては，明らかにECTの方が有効であると感じている。また，ECTもrTMSもその臨床効果は刺激条件に依存的であり，直接比較の研究の中にはどちらの有効性を強調したいかで意図的とも思える条件設定をしているものもある。

rTMSの条件の工夫については第7章に示してあるが，rECTであれば電極配置（右片側性か両側側頭部か），刺激量（発作閾値の何倍の刺激をしているか；右片側性の場合には6倍の刺激量が十分な抗うつ効果には必要である）などが臨床的な抗うつ効果に重要であることがわかっている。そのため研究結果をみる際には，どのような刺激条件で治療をしているかをみた方がよい。そして，臨床的に重要なことは"rTMSとECTのどちらの方が治療効果が大きいのか"という問いではなく，"どのような症例がrTMSもしくはECTに適しているのか"，"どのようなタイミングでrTMSやECTの導入を考えるか"という問いであろう。

6 電気けいれん療法の施行が困難であり反復経頭蓋磁気刺激により昏迷が改善した症例

> **Key points**
> ● 電気けいれん療法の施行が困難な身体的に不安定な症例でも反復経頭蓋磁気刺激は安全に施行できる
> ● 昏迷状態に対して電気けいれん療法が施行できない稀なケースでは反復経頭蓋磁気刺激を考慮してもよいかもしれない

63歳，男性

[主　訴] 昏迷
[家族歴] 父が自殺
[既往歴] 慢性腎臓病，アトピー性皮膚炎，薬剤性血小板減少症
[生活歴] 大学卒業後に実家の家業を手伝っていた．未婚，挙児なし
[現病歴] 25歳の時，希死念慮を伴う抑うつ状態で精神科病院に入院し，治療を開始した．34歳の頃に精神病症状を伴う躁病エピソードが出現し，双極性障害の診断となった．その後もうつ病相と躁病相を繰り返し，入退院を繰り返した．これまでに選択的セロトニン再取り込み阻害薬(SSRI)，ベンゾジアゼピン(benzodiazepine)，バルプロ酸(valproate)，カルバマゼピン(carbamazepine)，ラモトリギン(lamotrigine)，アリピプラゾール(aripiprazole)，オランザピン(olanzapine)，クエチアピン(quetiapine)，リスペリドン(risperidone)，ペロスピロン(perospirone)，チミペロン(timiperone)，スルトプリド(sultopride)などの各種向精神薬を使用してきたが，血小板減少や徐脈，尿閉，悪性症候群により使用できず，慢性腎臓病の発症に伴い長期に使用していたリチウムを中止した．その後のうつ病エピソードの際に昏迷となり2コースのECTを施行して改善し，その後も昏迷を繰り返すたびに電気けいれん療法(electroconvulsive therapy：ECT)を施行し改善していた．最近のエピソードでECTを1回施行後に徐脈頻脈症候群，心筋梗塞の疑いとなったためECTの継続が不可能と判断された．なお，経過の中で興奮と無動・昏迷，しかめ面，拒絶症，衒気症，一点凝視などカタトニア症候群の症状を認めており，緊張病性の昏迷と考えられた．

　　ECTが施行できず身体的にも薬剤投与が難しく，ベンゾジアゼピンでは改善しない状態であり，代替治療がなくrTMSの施行が検討されたため，当院を紹介受診した．
[診　断] 双極Ⅰ型障害，最も新しいエピソードがうつ病，緊張病性の特徴を伴うもの
[治　療] 緊張病症状に対するrTMSの報告は過去に5例しかなかったため，有効性が十分に確立していないこと，予想される副作用，治療効果について，本人および家族に書面を用いて十分に説明し，本人は昏迷状態のため家族より書面にて同意をいただいた．

表26 緊張病に対するTMSの過去の報告

	診断	年齢/性別	刺激部位	刺激頻度	刺激強度	パルス数/セッション	セッション数
Grisaru, 1998	統合失調症	24/女性	右DLPFC	20 Hz	80%MT	800	10
Saba, 2002	統合失調症	18/女性	左DLPFC	10 Hz	80%MT	1,600	10
Michele, 2006	双極性障害	75/女性	右DLPFC	20 Hz	80%MT	400	7
Kate, 2011	他の医学的疾患	22/女性	両側DLPFC	10/20 Hz	80%MT	400/1,600	1/9
Trojak, 2014	統合失調症	45/男性	右DLPFC/左DLPFC/OFC	10 Hz	110%MT	2,000	20/20/40
Takamiya, 2015	双極性障害	63/男性	左DLPFC	10 Hz	120%MT	3,000	20

(Takamiya A, Kishimoto T, Watanabe K, et al. Transcranial Magnetic Stimulation for Bipolar Disorder with Catatonic Stupor：A Case Report. Brain Stimul 2015；8：1236-7 より改変)

　rTMS治療は一般的にうつ病に推奨されている刺激プロトコール(刺激頻度10 Hz, 刺激強度は120%MT, 1トレイン4秒, 26秒のインターバル, 1セッション75トレイン)で施行した。1週目は昏迷状態であったが, 2週目には単語レベルの発語がみられ, その後は介助歩行が可能になった。4週間の治療で昏迷状態は改善され, 病棟でテレビのチャンネルを自ら変えるなどの行動を認めた。しかし, その他の症状は残存し活動性は低いままであった。そのため本人に治療継続の利点と欠点を説明したが, 治療に伴う疼痛を理由に本人が治療継続を拒否したため, 20セッションで治療は終了した。刺激部位の疼痛以外の有害事象はなかった。

[Comment]

　緊張病はカールバウムの記載以降その概念の変遷はあるものの, その症状に対する治療としてはベンゾジアゼピンかECTが効果的である。前者に対する反応率は60%程度だが, ECTは原因疾患に関わらず80〜100%の症例に有効である[34]。緊張病では無言症と昏迷が主要な症状だが, 昏迷状態は迅速で確実な臨床症状の改善が必要とされるECTの一次的な適応の一つでもある。

　ECTには絶対的禁忌は存在しないが, 最近起きた心血管疾患, 血圧上昇により破裂する危険性のある動脈瘤または血管奇形, 脳腫瘍などの脳占拠性病変により生じる頭蓋内圧亢進, 最近起きた脳梗塞, 重度の呼吸器疾患などの場合には高度の危険性を伴う[28]とされている。厳密に言えば, ECTの絶対的禁忌は存在しないとはいえ, 現実的には本症例のようにリスクの高い患者に対しては麻酔科医が施行をためらうケースも稀ではない。

　緊張病状態に対するrTMSは過去に5例の報告があるが(表26), 現在推奨されている標準的な刺激プロトコールでの施行はこれまでに報告がない。

　Northoffらは, 決意された行動を実行に移す際には"willed action system"と呼ばれる脳内

ネットワークの活動が重要であることを指摘しており，背外側前頭前野，眼窩前頭皮質，前部帯状回，補足運動野などが関わっている[35]。古典的な精神病理学では昏迷状態は意志の発動性の障害とされている。今回，rTMSを用いて背外側前頭前野を刺激して昏迷状態の改善を認めたことは，このような意志と行動に関与する脳内ネットワークを修飾した可能性が示唆される。また，前述のNorthoffらの論考を参考にすると，背外側前頭前野に対する刺激だけではなく，眼窩前頭皮質への刺激の方が有効かもしれない。しかし，このようなネットワークの修飾という影響を調べるためには，緊張病性昏迷に関する神経生理学的・神経画像的な研究が必要である。

（髙宮　彰紘・鬼頭　伸輔）

文献

1) Jaeger J, Berns S, Uzelac S, et al. Neurocognitive deficits and disability in major depressive disorder. Psychiatry Res 2006；145：39-48.
2) Figueroa CA, Ruhé HG, Koeter MW, et al. Cognitive reactivity versus dysfunctional cognitions and the prediction of relapse in recurrent major depressive disorder. J Clin Psychiatry 2015；76：e1306-12.
3) Demirtas-Tatlidede A, Vahabzadeh-Hagh AM, Pascual-Leone A. Can noninvasive brain stimulation enhance cognition in neuropsychiatric disorders? Neuropharmacology 2013；64：566-78.
4) Serafini G, Pompili M, Belvederi Murri M, et al. The effects of repetitive transcranial magnetic stimulation on cognitive performance in treatment-resistant depression. A systematic review. Neuropsychobiology 2015；71：125-39.
5) Johns MW. A new method for measuring daytime sleepiness：the Epworth sleepiness scale. Sleep 1991；14：540-5.
6) Kasper S, Stein DJ, Loft H, et al. Escitalopram in the treatment of social anxiety disorder：randomised, placebo-controlled, flexible-dosage study. Br J Psychiatry 2005；186：222-6.
7) 甲斐田幸佐：日常生活における眠気メカニズム．白川修一郎，高橋正也（監修），睡眠マネージメント―産業衛生・疾病との係わりから最新改善対策まで―，株式会社エヌ・ティー・エス，東京，p114-125, 2014.
8) Walker J, Holm Hansen C, Martin P, et al. Prevalence of depression in adults with cancer：a systematic review. Ann Oncol 2013；24：895-900.
9) Fava M, Rush AJ, Alpert JE, et al. Difference in treatment outcome in outpatients with anxious versus nonanxious depression：a STAR＊D report. Am J Psychiatry 2008；165：342-51.
10) Lefaucheur JP, André-Obadia N, Antal A, et al. Evidence-based guidelines on the therapeutic use of repetitive transcranial magnetic stimulation(rTMS). Clin Neurophysiol 2014；125：2150-206.
11) Lisanby SH, Husain MM, Rosenquist PB, et al. Daily left prefrontal repetitive transcranial magnetic stimulation in the acute treatment of major depression：clinical predictors of outcome in a multisite, randomized controlled clinical trial. Neuropsychopharmacology 2009；34：522-34.
12) Mantovani A, Aly M, Dagan Y, et al. Randomized sham controlled trial of repetitive transcranial magnetic stimulation to the dorsolateral prefrontal cortex for the treatment of panic disorder with comorbid major depression. J Affect Disord 2013；144：153-9.
13) Rossini D, Lucca A, Magri L, et al. A symptom-specific analysis of the effect of high-frequency left or low-frequency right transcranial magnetic stimulation over the dorsolateral prefrontal cortex in major depression. Neuropsychobiology 2010；62：91-7.
14) Kito S, Hasegawa T, Koga Y. Neuroanatomical correlates of therapeutic efficacy of low-frequency right prefrontal transcranial magnetic stimulation in treatment-resistant depression. Psychiatry Clin Neurosci 2011；65：175-82.
15) Connolly KR, Helmer A, Cristancho MA, et al. Effectiveness of transcranial magnetic stimulation in clinical practice post-FDA approval in the United States：results observed with the first 100 consecutive cases of depression at an academic medical center. J Clin Psychiatry 2012；73：e567-73.
16) Richieri R, Guedj E, Michel P, et al. Maintenance transcranial magnetic stimulation reduces depression relapse：a propensity-adjusted analysis. J Affect Disord 2013；151：129-35.
17) Philip NS, Dunner DL, Dowd SM, et al. Can Medication Free, Treatment-Resistant, Depressed Patients Who Initially Respond to TMS Be Maintained Off Medications? A Prospective, 12-Month Multisite Randomized Pilot Study. Brain Stimul 2016；9：251-7.
18) Dunner DL, Aaronson ST, Sackeim HA, et al. A multisite, naturalistic, observational study of transcranial magnetic stimulation for patients with pharmacoresistant major depressive disorder：durability of benefit over a 1-year follow-up period. J Clin Psychiatry 2014；75：1394-401.
19) Fitzgerald PB, Benitez J, de Castella A, et al. A randomized, controlled trial of sequential bilateral repetitive transcranial magnetic stimulation for treatment-resistant depression. Am J Psychiatry 2006；163：88-94.
20) Blumberger DM, Mulsant BH, Fitzgerald PB, et al. A randomized double-blind sham-controlled comparison of unilateral and bilateral repetitive transcranial magnetic stimulation for treatment-resis-

21) Fitzgerald PB, Hoy KE, Herring SE, et al. A double blind randomized trial of unilateral left and bilateral prefrontal cortex transcranial magnetic stimulation in treatment resistant major depression. J Affect Disord 2012；139：193-8.
22) Mayberg HS. Targeted electode-based modulation of neural circuits for depression. J Clin Invest 2009；119：717-25.
23) Price JL, Drevets WC. Neurocircuitry of mood disorders. Neuropsychopharmacology 2010；35：192-216.
24) Slotema CW, Blom JD, Hoek HW, et al. Should we expand the toolbox of psychiatric treatment methods to include Repetitive Transcranial Magnetic Stimulation(rTMS)? A meta-analysis of the efficacy of rTMS in psychiatric disorders. J Clin Psychiatry 2010；71：873-84.
25) Ren J, Li H, Palaniyappan L, et al. Repetitive transcranial magnetic stimulation versus electroconvulsive therapy for major depression：a systematic review and meta-analysis. Prog Neuropsychopharmacol Biol Psychiatry 2014；51：181-9.
26) Petrides G, Fink M, Husain MM, et al. ECT Remission Rates in Psychotic Versus Nonpsychotic Depressed Patients：a report from CORE. J ECT 2001；17：244-53.
27) Birkenhäger TK, Pluijms EM, Lucius SA. ECT response in delusional versus non-delusional depressed inpatients. J Affect Disord 74：191-5.
28) 本橋伸高, 栗田主一, 一瀬邦弘, 他：電気けいれん療法(ECT)推奨事項　改訂版. 精神神経学雑誌 2013；115：586-600.
29) van der Wurff FB, Stek ML, Hoogendijk WJ, et al. Discrepancy between opinion and attitude on the practice of ECT by psychiatrists specializing in old age in the Netherlands. J ECT 2004；20：37-41.
30) Spaans H, Sienaert P, Bouckaert F, et al. Speed of remission in elderly patients with depression：electroconvulsive therapy v. medication. Br J Psychiatry 2015；206：67-71.
31) Kellner CH, Geduldig ET, Knapp RG, et al. More data on speed of remission with ECT in geriatric depression. Br J Psychiatry 2015；206：167
32) O'Connor MK, Knapp R, Husain M, et al. The influence of age on the response of major depression to electroconvulsive therapy：a C. O. R. E. report. Am J Geriatr Psychiatry 2001；9：382-90.
33) Tew JD Jr, Mulsant BH, Haskett RF, et al. Acute efficacy of ECT in the treatment of major depression in the old-old. Am J Psychiatry 1999；156：1865-70.
34) Luchini F, Medda P, Mariani MG, t al. Electroconvulsive therapy in catatonic patients：Efficacy and predicorts of response. World Journal of Psychiatry 2015；5：182-192
35) Northoff G. What catatonia can tell us about"top-down modulation"：a neuropsychiatric hypothesis. Behav Brain Sci 2002；25：555-577.

第7章
応用編Tips and Topics

第7章 応用編 Tips and Topics

　本章では今後うつ病に対する反復経頭蓋磁気刺激（repetitive transcranial magnetic stimulation：rTMS）治療を発展させていくにあたり重要になってくると思われる点について述べたい。具体的には，① rTMSによるうつ病治療の有効性を高めることはできるのか，② 治療の時間・期間を短くできるのか，③ 急性期治療後に再燃・再発を防ぐためにTMSを用いることはできるのか，という3つの観点からまとめていく。しかし，これらの疑問に答えるための研究はまだ始まったばかりであり明確な結論は出ていない。そのため，ここでは現在までに行われた質の高い研究について概説したい。

1　うつ病に対する治療効果を高めることはできるのか

　うつ病に対するrTMS治療の有効性は条件に依存的である。現在の推奨条件は表27に示す通りである。今後更に有効性を高めるためには，この条件以外でも有効性を検討することが必要になってくるだろう。

　まず初めに，うつ病に対するrTMS治療の有効性を高めるという観点から，刺激部位の検討について，現在までの研究を概説する。更に具体的な疑問点として，Ⓐ 背外側前頭前野という広い脳部位の中でより有効性の高い部分はあるのか，Ⓑ 背外側前頭前野以外の脳部位への刺激は有効か，Ⓒ 脳深部への刺激は有効か，という3つの疑問に関する研究をみていくこととする。

Ⓐ 背外側前頭前野という広い脳部位の中でより有効性の高い部分はあるのか

　現在，最も研究が行われているrTMSの刺激部位は背外側前頭前野（dorsolateral prefrontal cortex：DLPFC）で，左背外側前頭前野に対する高頻度刺激と右背外側前頭前野に対する低頻度刺激の研究は数多く報告されている[1]。しかし，背外側前頭前野といっても解剖学的にはブロードマンの9野，46野といった広い範囲が含まれている。この背外側前頭前野の中でより有効性が高い部位はあるのだろうか。

　rTMSの刺激部位として前頭前野を決める際には，一次運動野から5 cm前方の部位を刺激す

表27　rTMSの条件項目とうつ病治療の推奨刺激条件

刺激部位	左（背外側）前頭前野
刺激強度	120% MT
刺激頻度	10 Hz
1トレインの刺激時間	4秒
トレイン間のインターバル時間	26秒
1セッションのトレイン数	75
セッションの頻度	1回/日，5回/週
1コースのセッション数	20〜30回（4〜6週間）

るとよい，という"5cm法"（第3章2参照）が一般的である．しかし，このような運動野を基準とした決め方では頭部の形状や大きさの個人差が考慮されないという問題点がある．運動野から5cm前方では背外側前頭前野ではなく運動前野を刺激している可能性も指摘されている[2,3]．また，ニューロナビゲーションシステムを用いた検討では，前頭前野の中でもより前方，かつより外側の方が臨床的な抗うつ効果が高かったということが指摘されている[4]．一律に一次運動野から5cm前方とすると，頭部の形状の個人差のため前頭前野まで届かない可能性や，有効性の高い部位への刺激ができない可能性がある．ただし，日本人は欧米人に比べると一般的に頭部の形状が前後に短いため，これらの研究結果が当てはまらない可能性もある．

個人の頭部の形状を考慮するという点では脳波のF3に当たる部位への刺激も検討されている．脳波の測定時にはF3以外の部位を先に決めることが一般的かもしれないが，頭部の大きさ（両側耳珠間，鼻根点-外後頭隆起間，頭部周経）から簡便にF3の位置を決められる方法も報告されており[5]，インターネット上に自動で計算してくれるソフトが公開されている（http://www.clinicalresearcher.org）．

刺激部位を決める際に，より遠隔への作用を考えて決める方法も検討されている．具体的には機能的MRI（functional MRI：fMRI）により測定される機能的結合（functional connectivity）を考慮した刺激部位の決め方である．脳深部刺激（deep brain stimulation：DBS）は精神神経疾患への治療応用が期待されているが，TMSではDBSと異なり脳の表層の構造しか刺激できない．しかし，精神神経疾患が脳の一個所の問題ではなく脳のネットワークの問題であるとすると，脳深部の構造と機能的に連結している同一のネットワーク内の脳表層部位をTMSで刺激することで，DBSと同様に高い治療効果が望めるのではないかという考えがある[6]．実際に，Foxらは背外側前頭前野という広い範囲の中でも，DBSのターゲットでもある膝下帯状回と逆相関の活動パターンにある局所へのrTMSの刺激が，抗うつ効果が高いということを報告している[7]．

このように，研究レベルでは"背外側前頭前野を刺激する"といっても，より正確にどこを刺激するかで抗うつ効果が変わることが示されている．しかしどの施設でもニューロナビゲーションシステムやfMRIが使用できるわけではないので，当面の間は臨床現場で位置決めをする際には，従来のように運動野を基準に位置決めをする方法や，上記のF3を刺激する方法（論文の筆頭著者の名前をとって"Beam F3"と呼ばれている）を用いることが現実的かもしれない．

B 背外側前頭前野以外の部位への刺激は有効か

うつ病の脳画像研究では，背外側前頭前野ほど一貫していないものの，それ以外の脳部位の異常も指摘されている．さらに近年では，うつ病は単一の脳部位の問題ではなく，多くの脳部位間・神経ネットワーク間の平衡状態の破綻であるという考えもされてきている[8-10]．うつ病では辺縁系や基底核など脳深部の異常も多く指摘されているが，TMSでは刺激することができない．そのため前項で紹介したような脳深部構造と機能的なつながりのある脳表層部位を刺激するという考えがある一方，背外側前頭前野以外の脳表層の構造への刺激もうつ病治療に応用

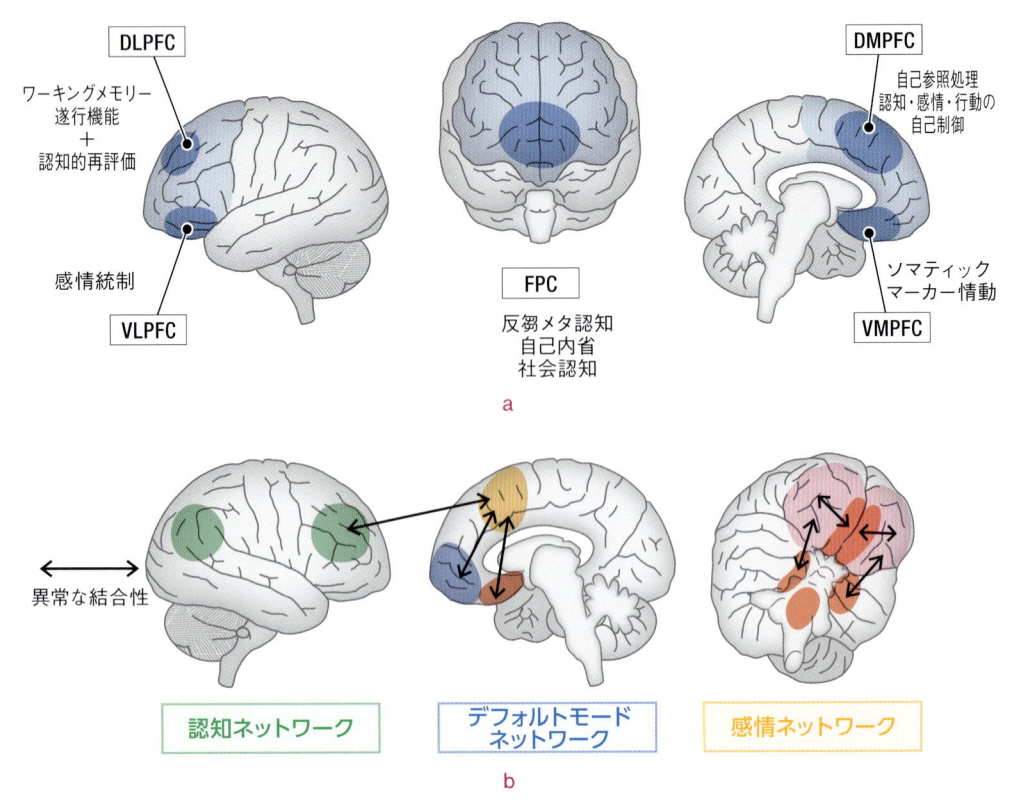

図39 うつ病に関わる前頭前野の構造とネットワーク

a うつ病に関する前頭前野の部位
それぞれの部位は固有の認知機能との関連が指摘されている。
b うつ病に関するネットワーク
認知, 感情, 反芻や自己参照に関わる3つのネットワークが背内側前頭前野を介して機能的結合性が上昇していることが指摘されている。
DLPFC：dorsolateral prefrontal cortex（背外側前頭前野），VLPFC：ventrolateral prefrontal cortex（腹外側前頭前野），FPC：frontopolar cortex（前頭極），DMPFC：dorsomedial prefrontal cortex（背内側前頭前野），VMPFC：ventromedial prefrontal cortex（腹内側前頭前野）
（Downar J, Daskalakis ZJ. New targets for rTMS in depression：A review of convergent evidence. Brain Stimul 2013；6：231-40より改変）

できないか, 検討され始めている（図39）。

　背外側前頭前野以外の脳部位への刺激として, ここでは背内側前頭前野（dorsomedial prefrontal cortex：DMPFC）をとり上げる。過去の脳損傷研究や脳画像研究から, DMPFCはうつ病で体積減少が指摘されている部位であり[12], 背外側前頭前野よりも臨床的なうつ症状と密接に関係している[13]。うつ病では認知・情動・反芻などに関わる脳内ネットワークがDMPFCを介して結合性が上昇していることが指摘されている[14]。

　Downarらの研究では, DMPFCへの高頻度刺激で47人中24人（51％）が治療に反応し, 20人（43％）が寛解という結果だった。この研究で特筆すべき点は, 臨床的にアンヘドニア症状が弱い症例では改善が著しく, アンヘドニア症状が強い症例ではほとんど改善がみられないという二峰性の反応パターンがみられたことである[15]。また, 治療への反応群と非反応群では治療前のfMRIにおける皮質-皮質下の機能的結合の違いを認めた[16]。すなわち, 臨床症状の違いや生

物学的背景の違いにより，DMPFCに対するrTMSによく反応する一群を治療前に同定できる可能性が示されたのである．

なお，このDMPFCを刺激するためには従来の8の字コイルではなく，より脳の深部に到達するバタフライコイルが必要であり，運動閾値(motor threshold：MT)を求める際には上肢でなく下肢の動きを用いる．また，彼らのグループは，120% MT，10 Hz，5秒刺激，10秒のインターバル，60トレインで合計3,000パルスという刺激条件を両側のDMPFCに対して行っている．刺激部位はナビゲーションシステムでDMPFCを同定しているが，簡易にDMPFCを同定する方法として，鼻根部(nasion)と後頭結節(外後頭隆起)(inion)の距離の1/4の部位がDMPFCであることが知られている．

● 脳深部への刺激は有効か

うつ病では，側坐核や腹側被蓋野などの報酬系の異常が指摘されている．そして前頭前野のより深い層はこの報酬系と結合がある．そのため，前頭前野の深部への刺激はうつ病治療の有効性を高めることができる可能性があるという考えのもと，イスラエルのZangenらのグループはHコイルという脳の深部を刺激できる特殊な形状のコイルを開発して[17]うつ病治療に応用し，現在では米国FDAの承認も得ている．この治療は深部経頭蓋磁気刺激(deep transcranial magnetic stimulation：DTMS)と呼ばれている．

Levkovitzらは65人の治療抵抗性うつ病の患者を4群に分け，使用するコイルや刺激強度を変えてその効果を調べた．この研究では両側よりも左前頭前野に対する高頻度刺激が有効で，刺激強度は110% MTより120% MTの方が有効性は高かった．その他の条件は20 Hz，2秒刺激，20秒のインターバル，42トレインで合計1,680パルスだった．また，従来の8の字コイルを用いた研究とは異なり，高齢者の方が反応率は高かった[18]．

また，彼らは症状別に対するDTMSの効果を調べている．ハミルトンうつ病評価尺度の4項目(仕事と活動，精神運動制止，身体症状・一般的，病識)をアパシースケールとして，DTMSはアパシーとうつ症状のいずれにも同様に効果的であること，治療前のアパシースケールが高いとうつ症状も寛解に至らないことを報告している[19]．このように，DTMSは脳の表層のみし

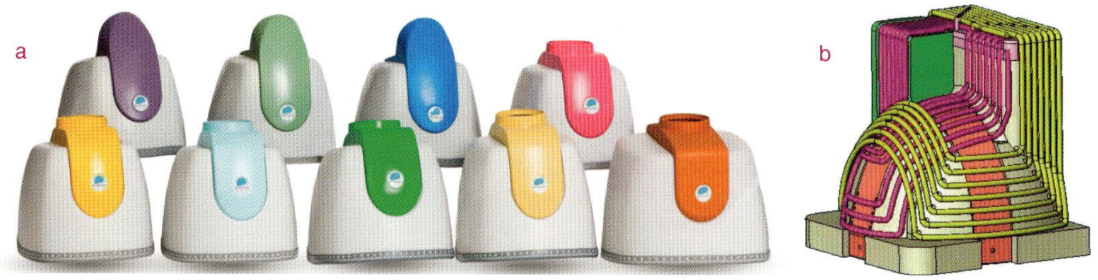

図40 Brainsway社のDTMSのヘルメット
内蔵されているコイル(b)の形状が異なるため，ヘルメットの色(a)により刺激部位は背外側前頭前野，内側前頭前野，島皮質など様々である．

か刺激できない従来のrTMSでは効果の低かった高齢者に対して，有効な治療を提供できるかもしれない。

またDTMSはコイルが内蔵してあるヘルメットを用いる（図40）。1つのヘルメットにより刺激できる脳部位が決まっている。左背外側前頭前野への刺激コイルのみならず，内側前頭前野への刺激コイル，島皮質への刺激コイルなども開発され，自閉スペクトラム症や強迫症などへの治療応用が進んでいる。ただし，MTの測定や機器の扱いには他の機器よりも慣れが必要であると思われる。

---

column ▶ TMSにおける脳深部の刺激は可能か？

TMSではコイルに流した電流により変動磁場が発生し，脳内に渦電流を生じさせることで脳刺激を行うことができる。脳にどのような影響を与えるかはコイルの形状により異なる。Dengらによる研究は，刺激の深さ（depth）と焦点性（focality）がトレードオフの関係にあり，脳の深部を刺激できるコイルはより広範な部位を刺激している可能性を示唆している（図41）。つまり，TMSを用いてDBSのように脳の深部の構造（膝下帯状回や大脳基底核など）をピンポイントで刺激することはできない。

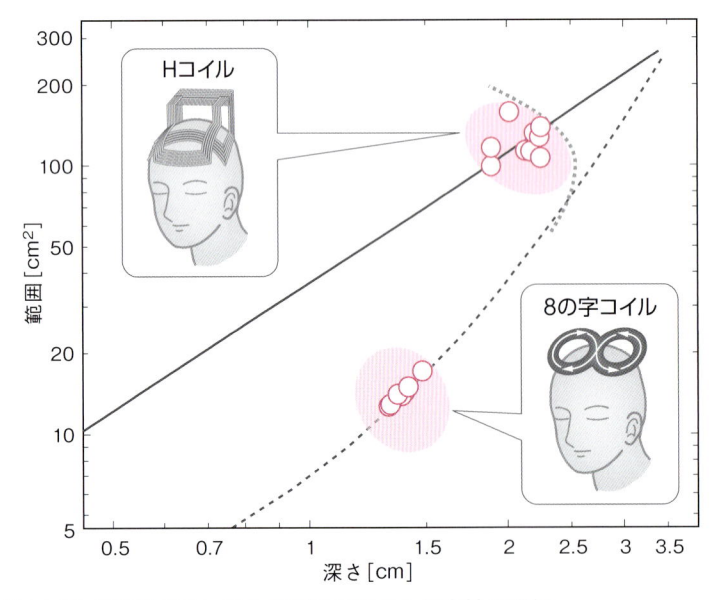

図41　TMSコイルの形状の違いによる刺激の深さと焦点性の関係
脳深部を刺激するためのコイルは焦点性を失い，より広い部位を刺激してしまう。つまり，理論的にはTMSでは"狭く浅く"か"広く深く"のいずれかでしか刺激できないということである。しかし，研究目的での使用であれば焦点性は重要かもしれないが，必ずしも焦点性が高い方が臨床効果が優れているわけではないことに注意が必要である。
（Deng ZD, Lisanby SH, Peterchev AV. Electric field depth-focality tradeoff in transcranial magnetic stimulation：simulation comparison of 50 coil designs. Brain Stimul 2013；6：1-13より改変）

2 rTMSのうつ病に対する治療時間は短縮できるのか

　現在推奨されている条件では，1回のセッションに約40分かかり，週に5回，4～6週間の治療が必要である。著者らの経験では，ほとんどの治療希望者は病棟に入院してrTMS治療を受けていたため，病棟の状況や治療者側の人数の問題もあり，待機していただく時間も長くなってしまっていた。また，上記のスケジュールでは治療を受ける側の負担も大きい。臨床現場でrTMSを他の治療と同じようにうまく活用するための方法として，治療時間の短縮が必要と思われる。

　ここでは，Ⓐ1回のセッションを40分より短くすることができるか，Ⓑ1コースにかかる期間を4～6週間より短くすることができるか，という2点について述べる。

Ⓐ 1回のセッションを40分より短くすることができるのか

　神経内科領域での運動野へのTMSの研究から，シータバースト刺激（theta-burst stimulation：TBS）という特殊な刺激のパターン（図42）を行うことで，短時間で興奮性または抑制性の変化を誘発できることが知られている[21,22]。TBSでは5 Hzというシータリズムで50 Hzの3連発の刺激を行う。持続的TBS（continuous TBS：cTBS）が抑制性，間欠的TBS（intermittent TBS：iTBS）が興奮性であるとされている。しかし，iTBSとcTBSに対する脳の反応（興奮性もしくは抑制性）には個人差がある可能性が指摘されており[23]，精神科領域で主に刺激する前頭前野の変化についてはまだ十分にわかっていない。

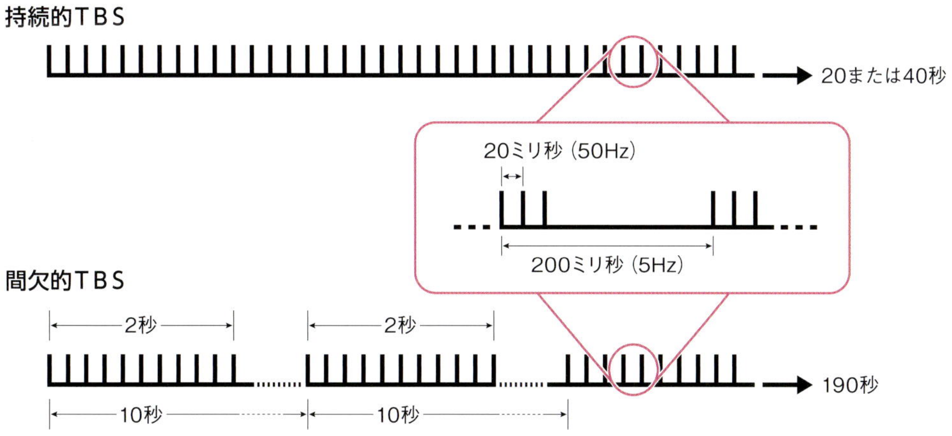

図42　シータバースト刺激
持続的TBSは抑制性，間欠的TBSは興奮性の刺激である。いずれも従来の低頻度刺激，高頻度刺激より短時間で可塑性の変化を誘導できる。
（Chung SW, Hoy KE, Fitzgerald PB. Theta-burst stimulation：a new form of TMS treatment for depression? Depress Anxiety 2015；32：182-92より改変）

このTBSを用いた臨床研究の報告は，近年，増加傾向にある。Liらは50人の治療抵抗性うつ病を対象に，2週間10セッションの治療期間において4群比較（①右背外側前頭前野に対するcTBS，②左背外側前頭前野に対するiTBS，③1＋2，4：偽刺激）を行い，②と③のiTBSを行った群が偽刺激に対して有意に反応率が高かったと報告している[24]。

本章1-⑧で記載したDownarらのグループは，185人の背内側前頭前野に対するrTMSを受けた治療抵抗性うつ病の患者の後方視的検討を行った。通常の10 Hzのスケジュール（両側刺激で約30分間）とiTBS（両側刺激で約6分間）は改善率に差がなく，どちらも反応率50％，寛解率30～40％だったことを報告している[25]。

従来の刺激方法と比較しての十分な検討はまだなされていないが，1分以内のcTBSや3分程度のiTBSに満足のいく抗うつ効果があれば，うつ病診療におけるrTMSの活用はより進むかもしれない。また，上記のように短い時間の介入で脳の可塑性を変化させることができれば，他の治療法（主に精神療法など心理社会的介入）と組み合わせることや，外来での治療の可能性が大きく広がるだろう。

Ⓑ 1コースにかかる期間を4～6週間より短くすることができるのか

TMSの治療スケジュールについて歴史的な推移をみると，刺激強度とともに治療スケジュールを延長していく方向にあった。これは実際には総パルス数を増やす目的で治療期間を延長していた。以前はけいれん発作の危険性が指摘されていたが，近年ではけいれん発作の発生は従来考えられていたよりも低く，1回の治療で0.003％程度であり，むしろ抗うつ薬の内服よりもリスクが低いとされている[26]。そのため，4～6週間という期間ではなく刺激パルス数が重要であるという考えのもと，治療スケジュールを密にする促進反復磁気刺激（accelerated rTMS：aTMS）という方法も安全に施行できるかどうかが検討されている。

McGirrらは27人を対象に2週間で20セッションを行うプロトコールのaTMSを施行し，37％（10/27）の寛解率，56％（15/27）の反応率を報告している[27]。この研究では120％ MT，10 Hz，1トレイン4秒，26秒のインターバルで75トレインという標準的な刺激条件を用いて1日2セッション，2週間で合計20セッション（60,000パルス）の刺激を行ったが，重篤な有害事象の発生はなく，全ての参加者が脱落なく治療を受けることができた。

Holtzheimerらは14人の治療抵抗性うつ病の患者に対し，2日間で15セッションを行うプロトコールのaTMSを施行した[28]。この研究では100％ MT，10 Hz，1トレイン5秒，25秒のインターバルで20トレインという刺激条件を用いて1日目に5セッション，2日目に10セッション，2日間で合計15セッション（15,000パルス）の刺激を施行し，6週間のフォローアップを行った。治療翌日（Day 3）の反応率/寛解率は43％/29％で，6週間後も36％/29％と治療効果はおおむね維持できていた。この研究での有害事象としては，希死念慮が増悪した例が1例あったが，けいれん発作は1例もなかった。

Georgeらは41人の希死念慮の強い参加者に3日間の間に9セッションで54,000パルスの刺激を行うプロトコール（1トレイン5秒，インターバル10秒で，1セッション6,000パルス）のaTMS

を施行し，その安全性を調べた[29]。この研究ではsham刺激に対する有意な希死念慮の減少を示せなかったが，このような集中的な刺激を施行しても重篤な有害事象の報告はなく，忍容性は高かった。

これらの研究から，1日に複数回のセッションを行う方法でもTMS治療は忍容性が高い可能性があり，4～6週間という治療期間は必ずしも重要ではない可能性が高い，ということがいえる。しかし，aTMSの治療スケジュールはまだ検討が始まったばかりであり，今後の大規模な試験による安全性と有効性の更なる検討が必要である。

ⓒ 急性期治療後に再燃・再発を防ぐためにTMSを用いることはできるのか

うつ病は再燃・再発率が高く，うつ病エピソードを経験すればするほど再発しやすくなる。エピソードを1回しか経験しない人は40％以下で，3回のうつ病エピソードを経験した人のうち90％以上は4回目のエピソードを経験するといわれている[30]。

また，2剤以上用いても改善しない，いわゆる"治療抵抗性うつ病"は，長期に様々な薬物療法を行っても改善率が低いことが知られている。Dunnerらは，平均3剤で改善しなかった治療抵抗性うつ病の群に対し通常の薬物療法を行った場合，12カ月後，24カ月後に反応/寛解の基準を満たしているのはそれぞれ12％/4％だったと報告している[31]。また，治療抵抗性の群ほど再発率は高く，3剤/4剤を用いて寛解となった患者群の12カ月後の再発率は，それぞれ43％/50％と報告されている[32]。

rTMS治療は主に上記のような薬物療法が奏効しない一群，すなわち再発率が高い一群に対して施行されることが多い。急性期のrTMS治療スケジュールはある程度確立されているが，維持期におけるストラテジーはまだ模索中である。症状増悪傾向にある時期にrTMSを行うことを再導入（reintroduction）（急性期のスケジュールよりも短い期間で済むことが多い），再燃・再発を防ぐ目的のために症状がない，もしくは軽い時に定期的にrTMSを施行することを維持TMS（maintenance TMS：mTMS）という*。

実際に我々の施設でも，急性期治療を終えて改善した患者さんとその家族から「また悪くならないように定期的にTMS治療を受けられないか」と質問されることもしばしばあった。実際に再発を防ぐためにどのような治療スケジュールを組めばよいかはまだわかっていない。以下にこれまでに行われている研究について述べるが，mTMSについてはまだ研究の数が少なく，今後更なる良質な研究が必要である。

Philipらは6週間の急性期TMS治療後の患者49人を，月に1回定期的にTMSを受ける群，TMSを受けない群，という2群にランダムに分けてTMSの再導入が必要となる患者数に違いがあるかを調べた。その結果，1年間でどちらの群でも約1/3の患者にTMSの再導入が必要であり，再導入が必要となるまでの期間（平均約2カ月）にも有意な差は認められなかった。再導

---

*ECTでは，急性期後6カ月以内に行うECTは継続ECT（continuation ECT：C-ECT），6カ月以降に行うECTは維持ECT（maintenance ECT：M-ECT）ということで区別している。TMSでは厳密にこのような使い分けを行っていないことも多いため，ここでは施行時期を区別せずにmTMSと表記する。

入の際には平均約15日のTMS治療で60〜80％の患者のうつ症状が改善した。なお，この研究では参加者は薬物療法を受けていない[33]。

　Fitzgeraldらは，過去に急性期rTMSを受けて3カ月以内に再燃したため再度rTMSを受けて改善した35人に対して，1カ月のうち連続した2日間で5セッション行うという維持療法を行った。その結果，71％（25/35）は再燃したが，再燃までの期間は平均10カ月と有意に延長していた[34]。

　ECTの維持療法と同様に，週1回，2週に1回，月に1回と徐々に間隔を延ばしていく方法では，約6カ月後に再燃率は38％で維持療法を行わない群の再燃率82％と有意な差があった[35]。同様の維持療法を行った研究でも6カ月後の再燃率は38％だった[36]。

　Dunnerらは臨床現場で，主治医の判断で薬剤調整を行っても，あるいはTMSの再導入を行ってもよい環境で，急性期TMSを受けた後の再燃・再発率を調べた。12カ月間の間に36％の患者はTMSの再導入を受けたが，63％の患者は反応の基準を維持していた[37]。

　維持療法のストラテジーは今後検討が必要だが，これまでの研究から，維持療法としてTMSを用いる場合には，①月に1回以上行った方がよい可能性がある，②症状増悪時の再導入の反応率は高い，③薬物療法の工夫も，再燃・再発防止に有用か否かの検討が必要である，といえるであろう。

（髙宮　彰紘・鬼頭　伸輔）

3 磁気けいれん療法

　磁気けいれん療法（magnetic seizure therapy：MST）は，rTMSを応用した新しい治療技術である。MSTは，rTMSを用いてけいれん発作を引き起こし，その治療効果は電気けいれん療法（electroconvulsive therapy：ECT）と同程度とされる[38]。一方，MSTは健忘などの副作用が少なく[39-41]，けいれん発作後の見当識の回復も早い[38,39,41,42]。MSTは，けいれん療法であるため，ECTと同様に静脈麻酔薬と筋弛緩薬などの前処置を要し，脳波によるけいれん発作のモニタリングが行われる。

　MSTの開発は，1998年からLisanbyらによって，非ヒト霊長類を対象に実現の可能性，安全性の観点から検証が繰り返され[43,44]（図43），2001年に，初めてうつ病患者に対して実施された[45]。当初は，けいれん発作を引き起こすための十分な出力を確保するため，複数のrTMSを連結して使用していたが（図43），現在では，装置そのものの小型化が進んでいる（図44, 45）。

　MSTの長所は，健忘などの認知機能障害が少ないことである[39-41,46]。この理由としては，ECTによるけいれん発作と比較して，MSTでは，より限局したけいれん発作が生じていること[39,47]，rTMSを用いてけいれん発作を引き起こすため，軟部組織，頭蓋骨などの影響を受けず効率的にけいれん発作を引き起こせること[45]，rTMSそのものに認知機能の改善作用が期待できることなどが考えられる[48,49]。また，MSTは，ECTと比較し，循環動態の変化が少ないこ

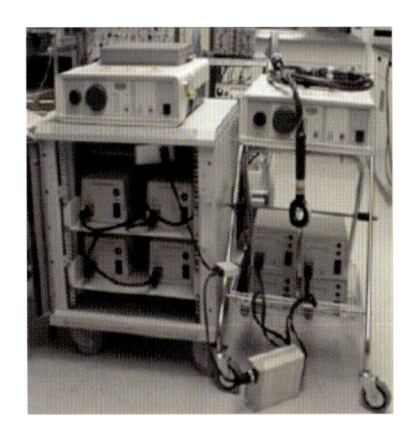

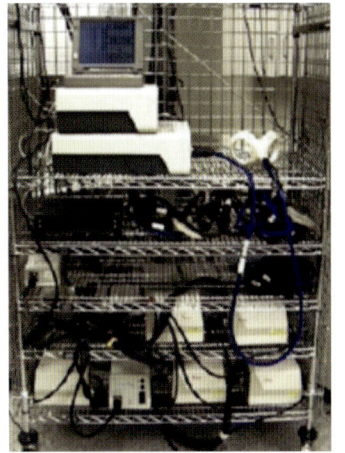

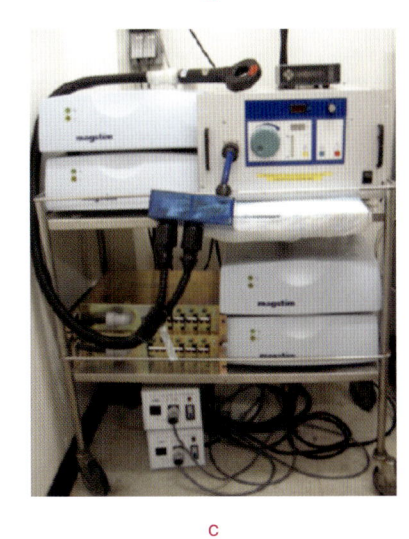

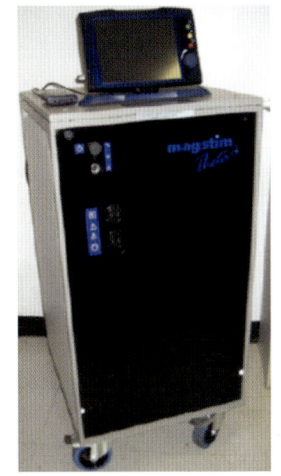

図43 MST装置の技術革新と研究
(Rowny SB, Cycowicz YM, McClintock SM, et al. Differential heart rate response to magnetic seizure therapy(MST) relative to electroconvulsive therapy: a nonhuman primate model. Neuroimage 2009;47:1086-91 より)
a 非ヒト霊長類と最初のうつ病患者に対して使用された第1世代のMST。40 Hzまで出力できる。
b うつ病を対象とした最初のランダム化試験に使用された第1世代のMST。50 Hz, 8秒, 100%まで出力できる。
c 非ヒト霊長類に対して使用された第2世代のhigh-dose MST。100 Hz, 10秒, 100%まで出力できる。
d うつ病患者を対象とした第2世代のhigh-dose MST。100 Hz, 10秒, 100%まで出力できる。

とも報告されており[50]，心循環系の合併症を引き起こしにくいかもしれない。

最後に，McClintockらやLuberらの総説には，"Conceptually, MST is a hybrid of TMS and electroconvulsive therapy(ECT).", "The conceptualization of MST was based on combining the unique characteristics of TMS and ECT."と記載がある[39,51]。rTMSによるうつ病治療で

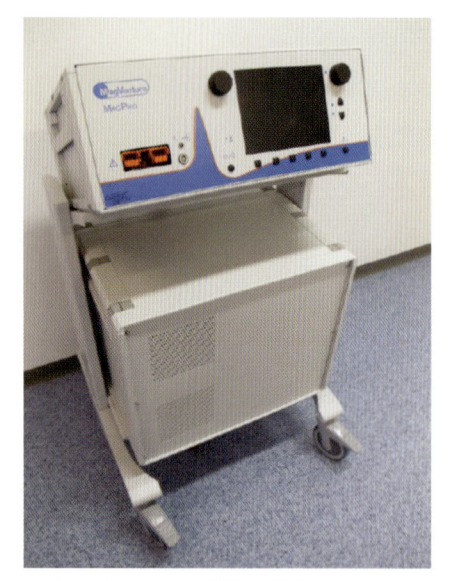

図44 MagPro MST本体(Magventure社製)

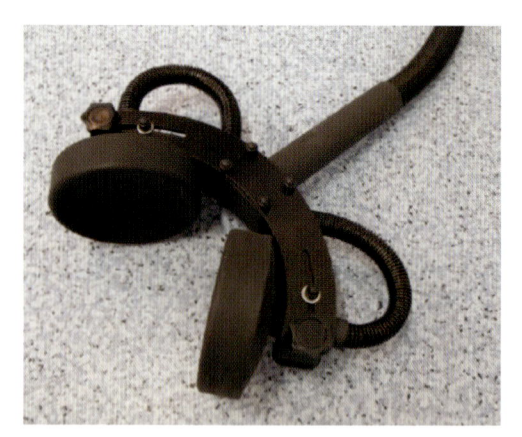

図45 Twin Coil(Magventure社製)

は，けいれん発作は副作用であって避けるべきものであるが，MSTでは，その副作用を治療に応用している．今後，MSTが，ECTと同程度の治療効果を示しつつ，認知機能に関する副作用を最小限にすることができれば，非常に有用な治療法の一つになると考えられる．

（鬼頭　伸輔）

文献

1) Slotema CW, Blom JD, Hoek HW, et al. Should we expand the toolbox of psychiatric treatment methods to include Repetitive Transcranial Magnetic Stimulation(rTMS)? A meta-analysis of the efficacy of rTMS in psychiatric disorders. J Clin Psychiatry 2010；71：873-84.
2) Herwig U, Padberg F, Unger J, et al. Transcranial magnetic stimulation in therapy studies：Examination of the reliability of "standard" coil positioning by neuronavigation. Biol Psychiatry 2001；50：58-61.
3) Fitzgerald PB, Maller JJ, Hoy KE, et al. Exploring the optimal site for the localization of dorsolateral prefrontal cortex in brain stimulation experiments. Brain Stimul 2009；2：234-7.
4) Herbsman T, Avery D, Ramsey D, et al. More lateral and anterior prefrontal coil location is associated with better repetitive transcranial magnetic stimulation antidepressant response. Biol Psychiatry 2009；66：509-15.
5) Beam W, Borckardt JJ, Reeves ST, et al. An efficient and accurate new method for locating the F3 position for prefrontal TMS applications. Brain Stimul 2009；2：50-4.
6) Fox MD, Buckner RL, Liu H, et al. Resting-state networks link invasive and noninvasive brain stimulation across diverse psychiatric and neurological diseases. Proc Natl Acad Sci USA 2014；111：E4367-75.
7) Fox MD, Buckner RL, White MP, et al. Efficacy of transcranial magnetic stimulation targets for depression is related to intrinsic functional connectivity with the subgenual cingulate. Biol Psychiatry 2012；72：595-603.
8) Mayberg HS. Modulating dysfunctional limbic-cortical circuits in depression：towards develop-

ment of brain-based algorithms for diagnosis and optimised treatment. Br Med Bull 2003 ; 65 : 193-207.
9) Mayberg HS. Targeted electode-based modulation of neural circuits for depression. J Clin Invest 2009 ; 119 : 717-25.
10) Price JL, Drevets WC. Neurocircuitry of mood disorders. Neuropsychopharmacology 2010 ; 35 : 192-216.
11) Downar J, Daskalakis ZJ. New targets for rTMS in depression : a review of convergent evidence. Brain Stimul 2013 ; 6 : 231-40.
12) Bora E, Fornito A, Pantelis C, et al. Gray matter abnormalities in Major Depressive Disorder : a meta-analysis of voxel based morphometry studies. J Affect Disord 2012 ; 138 : 9-18.
13) Koenigs M, Huey ED, Calamia M, et al. Distinct regions of prefrontal cortex mediate resistance and vulnerability to depression. J Neurosci 2008 ; 28 : 12341-8.
14) Sheline YI, Price JL, Yan Z, et al. Resting-state functional MRI in depression unmasks increased connectivity between networks via the dorsal nexus. Proc Natl Acad Sci USA 2010 ; 107 : 11020-5.
15) Downar J, Geraci J, Salomons TV, et al. Anhedonia and reward-circuit connectivity distinguish nonresponders from responders to dorsomedial prefrontal repetitive transcranial magnetic stimulation in major depression. Biol Psychiatry 2014 ; 76 : 176-85.
16) Salomons TV, Dunlop K, Kennedy SH, et al. Resting-state cortico-thalamic-striatal connectivity predicts response to dorsomedial prefrontal rTMS in major depressive disorder. Neuropsychopharmacology 2014 ; 39 : 488-98.
17) Zangen A, Roth Y, Voller B, et al. Transcranial magnetic stimulation of deep brain regions : evidence for efficacy of the H-Coil. Clin Neurophysiol 2005 ; 116 : 775-9.
18) Levkovitz Y, Harel EV, Roth Y, et al. Deep transcranial magnetic stimulation over the prefrontal cortex : evaluation of antidepressant and cognitive effects in depressive patients. Brain Stimul 2009 ; 2 : 188-200.
19) Levkovitz Y, Sheer A, Harel EV, et al. Differential effects of deep TMS of the prefrontal cortex on apathy and depression. Brain Stimul 2011 ; 4 : 266-74.
20) Deng ZD, Lisanby SH, Peterchev AV. Electric field depth-focality tradeoff in transcranial magnetic stimulation : simulation comparison of 50 coil designs. Brain Stimul 2013 ; 6 : 1-13.
21) Huang YZ, Edwards MJ, Rounis E, et al. Theta burst stimulation of the human motor cortex. Neuron 2005 ; 45 : 201-6.
22) Chung SW, Hoy KE, Fitzgerald PB. Theta-burst stimulation : a new form of TMS treatment for depression? Depress Anxiety 2015 ; 32 : 182-92.
23) Hamada M, Murase N, Hasan A, et al. The role of interneuron networks in driving human motor cortical plasticity. Cereb Cortex 2013 ; 23 : 1593-605.
24) Li CT, Chen MH, Juan CH, et al. Efficacy of prefrontal theta-burst stimulation in refractory depression : a randomized sham-controlled study. Brain 2014 ; 137 : 2088-98.
25) Bakker N, Shahab S, Giacobbe P, et al. rTMS of the dorsomedial prefrontal cortex for major depression : safety, tolerability, effectiveness, and outcome predictors for 10 Hz versus intermittent theta-burst stimulation. Brain Stimul 2015 ; 8 : 208-15.
26) George MS, Taylor JJ, Short EB. The expanding evidence base for rTMS treatment of depression. Curr Opin Psychiatry 2013 ; 26 : 13-8.
27) McGirr A, Van den Eynde F, Tovar-Perdomo S, et al. Effectiveness and acceptability of accelerated repetitive transcranial magnetic stimulation(rTMS)for treatment-resistant major depressive disorder : an open label trial. J Affect Disord 2015 ; 173 : 216-20.
28) Holtzheimer PE 3rd, McDonald WM, Mufti M, et al. Accelerated repetitive transcranial magnetic stimulation for treatment-resistant depression. Depress Anxiety 2010 ; 27 : 960-3.
29) George MS, Raman R, Benedek DM, et al. A two-site pilot randomized 3 day trial of high dose left prefrontal repetitive transcranial magnetic stimulation(rTMS)for suicidal inpatients. Brain Stimul 2014 ; 7 : 421-31.
30) American Psychiatric Association. Diagnostic and Statistical Manual of Mental Disorders(DSM-Ⅳ-TR)4th ed, 2000.

31) Dunner DL, Rush AJ, Russell JM, et al. Prospective, long-term, multicenter study of the naturalistic outcomes of patients with treatment-resistant depression. J Clin Psychiatry 2006 ; 67 : 688-95.
32) Rush AJ, Trivedi M, Wisniewski SR, et al. Acute and longer-term outcomes in depressed outpatients requiring one or several treatment steps : a STAR*D report. Am J Psychiatry 2006 ; 163 : 1905-17.
33) Philip NS, Dunner DL, Dowd SM, et al. Can Medication Free, Treatment-Resistant, Depressed Patients Who Initially Respond to TMS Be Maintained Off Medications? A Prospective, 12-Month Multisite Randomized Pilot Study. Brain Stimul 2015 ; doi : 10.1016/j.brs.2015.11.007.
34) Fitzgerald PB, Grace N, Hoy KE, et al. An open label trial of clustered maintenance rTMS for patients with refractory depression. Brain Stimul 2013 ; 6 : 292-7.
35) Richieri R, Guedj E, Michel P, et al. Maintenance transcranial magnetic stimulation reduces depression relapse : a propensity-adjusted analysis. J Affect Disord 2013 ; 151 : 129-35.
36) Connolly KR, Helmer A, Cristancho MA, et al. Effectiveness of transcranial magnetic stimulation in clinical practice post-FDA approval in the United States : results observed with the first 100 consecutive cases of depression at an academic medical center. J Clin Psychiatry 2012 ; 73 : e 567-73.
37) Dunner DL, Aaronson ST, Sackeim H, et al. A multisite, naturalistic, observational study of transcranial magnetic stimulation for patients with pharmacoresistant major depressive disorder : durability of benefit over a 1-year follow-up period. J Clin Psychiatry 2014 ; 75 : 1394-401.
38) Kayser S, Bewernick BH, Grubert C, et al. Antidepressant effects, of magnetic seizure therapy and electroconvulsive therapy, in treatment-resistant depression. J Psychiatr Res 2011 ; 45 : 569-76.
39) McClintock SM, Tirmizi O, Chansard M, et al. A systematic review of the neurocognitive effects of magnetic seizure therapy. Int Rev Psychiatry 2011 ; 23 : 413-23.
40) Fitzgerald PB, Hoy KE, Herring SE, et al. Pilot study of the clinical and cognitive effects of high-frequency magnetic seizure therapy in major depressive disorder. Depress Anxiety 2013 ; 30 : 129-36.
41) Lisanby SH, Luber B, Schlaepfer TE, et al. Safety and feasibility of magnetic seizure therapy (MST) in major depression : randomized within-subject comparison with electroconvulsive therapy. Neuropsychopharmacology 2003 ; 28 : 1852-65.
42) Kirov G, Ebmeier KP, Scott AI, et al. Quick recovery of orientation after magnetic seizure therapy for major depressive disorder. Br J Psychiatry 2008 ; 193 : 152-5.
43) Lisanby SH, Luber B, Finck AD, et al. Deliberate seizure induction with repetitive transcranial magnetic stimulation in nonhuman primates. Arch Gen Psychiatry 2001 ; 58 : 199-200.
44) Rowny SB, Benzl K, Lisanby SH. Translational development strategy for magnetic seizure therapy. Exp Neurol 2009 ; 219 : 27-35.
45) Lisanby SH, Schlaepfer TE, Fisch HU, et al. Magnetic seizure therapy of major depression. Arch Gen Psychiatry 2001 ; 58 : 303-5.
46) Allan CL, Ebmeier KP. The use of ECT and MST in treating depression. Int Rev Psychiatry 2011 ; 23 : 400-12.
47) Kayser S, Bewernick BH, Hurlemann R, et al. Comparable seizure characteristics in magnetic seizure therapy and electroconvulsive therapy for major depression. Eur Neuropsychopharmacol 2013 ; 23 : 1541-50.
48) Demirtas-Tatlidede A, Vahabzadeh-Hagh AM, Pascual-Leone A. Can noninvasive brain stimulation enhance cognition in neuropsychiatric disorders? Neuropharmacology 2013 ; 64 : 566-78.
49) Serafini G, Pompili M, Belvederi Murri M, et al. The effects of repetitive transcranial magnetic stimulation on cognitive performance in treatment-resistant depression. A systematic review. Neuropsychobiology 2015 ; 71 : 125-39.
50) Rowny SB, Cycowicz YM, McClintock SM, et al. Differential heart rate response to magnetic seizure therapy (MST) relative to electroconvulsive therapy : a nonhuman primate model. Neuroimag 2009 ; 47 : 1086-91.
51) Luber B, McClintock SM, Lisanby SH. Applications of transcranial magnetic stimulation and magnetic seizure therapy in the study and treatment of disorders related to cerebral aging. Dialogues Clin Neurosci 2013 ; 15 : 87-98.

第8章
TMSの課題と展望

経頭蓋磁気刺激（transcranial magnetic stimulation：TMS）の原理そのものは，新しいものではない。一方，うつ病の治療技術としては，解決すべき課題は多い。実際，反復経頭蓋磁気刺激（repetitive transcranial magnetic stimulation：rTMS）による治療を進めるうえで，表28のような臨床上の疑問が生じる。

第7章と一部重複するが，前章では，おもに現在までに行われた臨床研究の知見をまとめている。本章では，それに加えて著者らの経験から考察したものを中心に述べて，TMSの課題と展望としたい。

表28　rTMSによるうつ病治療と課題

1．rTMSの治療中は，薬物療法を併用すべきか
2．rTMSの治療は，いつまで続けるべきか
3．左前頭前野への高頻度刺激と右前頭前野への低頻度刺激のどちらを選択するか

1 rTMSの治療中の薬物療法について

　rTMSの対象は，抗うつ薬による薬物療法に反応しないうつ病患者である。rTMSを希望する患者の多くは，すでに抗うつ薬を服用していることが多い。したがって，rTMSと薬物療法を併用すべきかどうかという点については，明らかにしておく必要がある。残念ながら，現在までの知見では明確な指針を示すことは難しいが，本章では，rTMSと薬物療法の併用について，有効性と安全性の観点から考察したい。

　うつ病を対象としたrTMSの臨床研究は，おもに，sham刺激を対照とした有効性の検証や，刺激条件の比較を目的としたものが多い[1]。薬物療法にrTMSを上乗せする試験デザインでは，抗うつ薬による影響を除外できないため，基本的には薬物療法を併用せずに，rTMS単独の有効性が検証されている。そのため，抗うつ薬による薬物療法に反応しないうつ病患者に対して，rTMS単独療法の有効性は実証されている[2,3]。一方，二重盲検比較試験で，薬物療法を併用しながら，rTMSの有効性を検証した臨床研究は限られている。薬物療法にrTMSを上乗せした臨床研究では，rTMSそのものの有効性を検証したものではなく，薬物療法の抗うつ効果をrTMSが加速させるかどうかに主眼が置かれているといってよい。

　たとえば，アミトリプチリン（amitriptyline）を服用しながらrTMSを実施したランダム化二重盲検比較試験では，アミトリプチリンとrTMSの併用により，rTMS開始1週間後には，抗うつ薬単独と比較し，有意な抗うつ効果が認められたと報告している[4]。また，エスシタロプラム（escitalopram），セルトラリン（sertraline），ベンラファキシン（venlafaxine）を服用している患者に二重盲検下でrTMSを実施した臨床研究でも，抗うつ薬を服用している群と比較し，rTMSと抗うつ薬を併用していた群の方が，抗うつ効果の発現が有意に早く，反応率，寛解率

ともに優れていた[5]。なお，rTMS併用群におけるエスシタロプラム，セルトラリン，ベンラファキシンの3種類の抗うつ薬の間では，特に有意な差は認められなかった[2]。これらの研究は，rTMS単独療法とrTMSと薬物療法の併用療法を比較したものではないが，どちらの報告でも，抗うつ薬単剤と比較して，rTMSと抗うつ薬を併用した方がより迅速に治療効果が発現する可能性を示唆している[4,5]。

一方，Slotemaらの系統的レビューによれば，rTMS単独療法と比較し，薬物療法とrTMSの併用療法では，前者の方の効果量が大きいとしている[6]。しかし，詳細までは言及しないが，ここで得られた知見は試験デザインの差異によるところが大きいと考えられ，これをもって，実際の臨床でrTMS単独療法がrTMSと薬物療法の併用療法よりも優れているとはいえないだろう。これらをまとめると，rTMSを薬物療法に上乗せすることで，抗うつ薬の効果発現が早まる，もしくは，増強する可能性は残されるが，rTMSと薬物療法の併用療法を積極的に支持するデータは不十分であるといえる[7]。

安全性の観点からはどうであろうか。予想に反するかもしれないが，薬物療法とrTMSを併用することで，有害事象が増加するという報告はないようである[7]。もちろん，服用する抗うつ薬によっては，眠気，悪心，嘔気，口渇，便秘などの副作用が生じやすいが，rTMSとの併用で，それらの副作用が生じやすくなることや，重症化することはないといえよう。その理由は，rTMSを併用しても，向精神薬にみられるシトクロムP450（cytochrome P450：CYP）に関連した相互作用が生じないためである。注意すべき点としては，けいれんのリスクである。第4章でも述べた通り，一部の薬物については，けいれんのリスクが高まる可能性がある。したがって，抗うつ薬が多剤併用であり，薬物療法の見直しが検討される場合には，処方を整理し，適切な抗うつ薬を1剤，もしくは，2剤まで減量してから，rTMSを行うほうが良い。また，それによってrTMSのけいれんのリスクの軽減も期待できる。実際の臨床では，rTMSの導入にあたり薬物療法を漸減，中止することで，不眠や，不安，焦燥，うつ症状が増悪する可能性がある。米国の臨床TMS学会のガイドラインでは，薬物療法の漸減，中止は行わず，薬物療法を併用したまま，rTMSを行うことを推奨している[7]。もちろん，忍容性の観点から，抗うつ薬を服用していない患者であれば，rTMSの単独療法が行われる。

2 rTMSの治療期間について

rTMSの治療は，急性期治療と，それに引き続く治療に分けて考えることができる。厳密には，後者はうつ病の再燃を防ぐ継続療法（continuation TMS：cTMS）と新たなうつ病エピソードを予防し，再発を防ぐための維持療法（maintenance TMS：mTMS）に分けられる。

うつ病の急性期治療では，左背外側前頭前野への高頻度刺激が週5日，4～6週間行われる。部分的な改善が認められる場合は，さらに1, 2週間のrTMSが行われる[7]。一方，一部の患者では，二重盲検下で6週間のactive刺激を受けた後に，さらに非盲検下で6週間のrTMSが行わ

れた試験，つまり，最大で12週間のrTMSにより，rTMSの累積的な治療効果が認められている[8,9]。また，6週から12週間の左背外側前頭前野への高頻度刺激に反応しない患者でも，4週間の右背外側前頭前野への低頻度刺激が期待できる可能性がある[8]。

以上より，標準的な急性期治療は，左背外側前頭前野への高頻度刺激を週5日，4～6週間行い，寛解させることを目的とする。さらに治療への反応が認められる場合は，8週間まで延長する。8週間を超えるrTMSについては，個々の症例に基づき慎重に検討されるべきである。治療効果が頭打ちにならず，rTMSを継続することで寛解が期待できるようであれば，rTMSの延長を試みてよい。次に，多くの場合，週5日の急性期治療に続き，3週間かけて，週3日，週2日，週1日とrTMSの治療日数を漸減していく(taper phase)。

rTMSの継続療法と維持療法については，いくつか臨床研究が報告されているものの(第7章参照)，標準的な刺激条件が確立しているとはいえない。しかし，再現性のある知見としては，急性期治療でrTMSが有効であった患者は，再度，うつ症状が増悪した場合でも，rTMSが奏効しやすく，うつ症状が増悪した場合のrTMSの再導入(reintroduction)の期間は，およそ3週間(15日間)であることが分かっている[10-12]。

rTMSの急性期治療が奏効した患者のうつ症状が増悪した場合，どうしたらよいだろうか。その都度，週5日，約3週間のrTMSの再導入を行うことにより，うつ症状の改善が期待できるかもしれない。しかし，うつ症状の増悪を防ぎ，rTMSの再導入を避けるための継続/維持療法の治療ストラテジーは，臨床的にニーズの高い課題であるにもかかわらず，明確に示されていないのが実情である。したがって，現在のところは個々の患者の経過に応じて判断すべきであり，今後の質の高い臨床研究が待たれる。

3 右前頭前野への低頻度刺激について

rTMSのうつ病治療では，大きく分けて二つの刺激方法がある。現在までによりエビデンスの高いものは左背外側前頭前野への高頻度刺激であるが，右背外側前頭前野への低頻度刺激もまた，うつ病に有効であることが知られている[1](表29)。実際の臨床で，いかに使い分けることができるのか，現在までの知見をもとに右前頭前野への低頻度刺激の特徴を整理したい。

さきにも述べたが，rTMSのけいれん誘発のリスクは，刺激強度，刺激頻度，刺激時間に応じて決まる。高頻度の刺激は，けいれん誘発のリスクを高めるが，1 Hzの低頻度刺激は，むしろ，けいれん誘発のリスクを低くする[13]。けいれんのリスクが高い患者や不明な患者に対しては，右前頭前野への低頻度刺激の方が，安全性の観点からは優れるだろう。

左前頭前野への高頻度刺激と右前頭前野への低頻度刺激では，どちらも抗うつ効果が実証されているが，その抗うつ機序は異なると考えられる(第3章参照)。また，前者のrTMSに反応しない患者に対して，右前頭前野への低頻度刺激が有効であることが報告されている[8]。Lisanbyら[14]によれば，不安障害を併存する大うつ病患者は，左前頭前野への高頻度刺激の治

表29 左前頭前野への高頻度刺激と右前頭前野への低頻度刺激のどちらを選択するか

	左前頭前野への高頻度刺激と比較して，右前頭前野への低頻度刺激は
長所	1．けいれんのリスクが低い
	2．前者に反応しない患者でも，その効果が期待できる
	3．忍容性の観点から，一部の患者では後者の方が受け入れやすい
短所	1．質の高い臨床研究が少ない
	2．標準的な刺激条件が確立されていない

療反応性が乏しかったと報告している。右前頭前野への低頻度刺激は，情動に関連した脳領域に抑制的に作用することから[15]，このような不安障害を併存する患者に対しては，右前頭前野への低頻度刺激の方が有効なのかもしれない。

うつ病の病態生理として，従来から，左背外側前頭前野の機能低下や皮質と辺縁系領域間の機能不全が示唆されており，これに対して左前頭前野への高頻度刺激が行われるようになった[16,17]。抗うつ薬による薬物療法に反応しない，いわゆる治療抵抗性うつ病への有効性の実証は，左前頭前野への高頻度刺激が先行して行われており，右前頭前野への低頻度刺激と比較し，質の高い臨床研究も多いといえる[1,7]。

左前頭前野への高頻度刺激は，120％MT，10 Hzで4秒の刺激ごとに26秒の間隔をあけて行われるが，右前頭前野への低頻度刺激は，けいれん誘発のリスクが低いため，120％MT，1 Hzで連続して行うことができる。高頻度刺激では，1日37分30秒，3,000回であるが，低頻度刺激では，たとえば，1日30分，1,800回となる。右前頭前野への低頻度刺激もまた，週5日行われるが，1日の刺激回数や治療期間などの刺激条件は，まだ標準化されていない。したがって右前頭前野への低頻度刺激はrTMSの適応となるにもかかわらず，けいれん誘発のリスクが除外できない，あるいは，6週間以上の左前頭前野への高頻度刺激に反応しない患者に対して，治療の選択肢として考慮される。

（鬼頭　伸輔）

文献

1) Lefaucheur JP, André-Obadia N, Antal A, et al. Evidence-based guidelines on the therapeutic use of repetitive transcranial magnetic stimulation (rTMS). Clin Neurophysiol 2014；125：2150-206.
2) O'Reardon JP, Solvason HB, Janicak PG, et al. Efficacy and safety of transcranial magnetic stimulation in the acute treatment of major depression：a multisite randomized controlled trial. Biol Psychiatry 2007；62：1208-16.
3) George MS, Lisanby SH, Avery D, et al. Daily left prefrontal transcranial magnetic stimulation therapy for major depressive disorder：a sham-controlled randomized trial. Arch Gen Psychiatry 2010；67：507-16.
4) Rumi DO, Gattaz WF, Rigonatti SP, et al. Transcranial magnetic stimulation accelerates the antidepressant effect of amitriptyline in severe depression：a double-blind placebo-controlled study.

Biol Psychiatry 2005 ; 57 : 162-6.
5) Rossini D, Magri L, Lucca A, et al. Does rTMS hasten the response to escitalopram, sertraline, or venlafaxine in patients with major depressive disorder? A double-blind, randomized, sham-controlled trial. J Clin Psychiatry 2005 ; 66 : 1569-75.
6) Slotema CW, Blom JD, Hoek HW, et al. Should we expand the toolbox of psychiatric treatment methods to include Repetitive Transcranial Magnetic Stimulation(rTMS)? A meta-analysis of the efficacy of rTMS in psychiatric disorders. J Clin Psychiatry 2010 ; 71 : 873-84.
7) Perera T, George MS, Grammer G, et al. The Clinical TMS Society Consensus Review and Treatment Recommendations for TMS Therapy for Major Depressive Disorder. Brain Stimul 2016 ; 9 : 336-46.
8) McDonald WM, Durkalski V, Ball ER, et al. Improving the antidepressant efficacy of transcranial magnetic stimulation : maximizing the number of stimulations and treatment location in treatment-resistant depression. Depress Anxiety 2011 ; 28 : 973-80.
9) Avery DH, Isenberg KE, Sampson SM, et al. Transcranial magnetic stimulation in the acute treatment of major depressive disorder : clinical response in an open-label extension trial. J Clin Psychiatry 2008 ; 69 : 441-51.
10) Philip NS, Dunner DL, Dowd SM, et al. Can Medication Free, Treatment-Resistant, Depressed Patients Who Initially Respond to TMS Be Maintained Off Medications? A Prospective, 12-Month Multisite Randomized Pilot Study. Brain Stimul 2016 ; 9 : 251-7.
11) Dunner DL, Aaronson ST, Sackeim HA, et al. A multisite, naturalistic, observational study of transcranial magnetic stimulation for patients with pharmacoresistant major depressive disorder : durability of benefit over a 1-year follow-up period. J Clin Psychiatry 2014 ; 75 : 1394-401.
12) Janicak PG, Nahas Z, Lisanby SH, et al. Durability of clinical benefit with transcranial magnetic stimulation(TMS)in the treatment of pharmacoresistant major depression : assessment of relapse during a 6-month, multisite, open-label study. Brain Stimul 2010 ; 3 : 187-99.
13) Rossi S, Hallett M, Rossini PM, et al ; Safety of TMS Consensus Group. Safety, ethical considerations, and application guidelines for the use of transcranial magnetic stimulation in clinical practice and research. Clin Neurophysiol 2009 ; 120 : 2008-39.
14) Lisanby SH, Husain MM, Rosenquist PB, et al. Daily left prefrontal repetitive transcranial magnetic stimulation in the acute treatment of major depression : clinical predictors of outcome in a multisite, randomized controlled clinical trial. Neuropsychopharmacology 2009 ; 34 : 522-34.
15) Kito S, Hasegawa T, Koga Y. Neuroanatomical correlates of therapeutic efficacy of low-frequency right prefrontal transcranial magnetic stimulation in treatment-resistant depression. Psychiatry Clin Neurosci 2011 ; 65 : 175-82.
16) George MS, Ketter TA, Post RM : Prefrontal cortex dysfunction in clinical depression. Depression 1994 ; 2 : 59-72.
17) George MS, Taylor JJ, Short EB. The expanding evidence base for rTMS treatment of depression. Curr Opin Psychiatry 2013 ; 26 : 13-8.

索 引

―あ行―

安全性	44
維持療法	64, 84, 91
うつ病の病態生理	23
運動閾値	24
運動誘発電位	25, 51
エプワース眠気尺度	59, 60, 61
円形コイル	10

―か行―

カルテ記載	46, 47
ガイドライン	13, 35
渦電流	10
外後頭隆起	49, 79
間欠的TBS	81
基底核	19
機能的結合	23
筋腹-腱法	52
禁忌	34
緊張病	70, 71
けいれん	38, 44
けいれん療法	2
経頭蓋交流刺激	2
経頭蓋磁気刺激	2, 4, 12, 90
経頭蓋直流刺激	2
継続療法	91
健忘	84
後頭結節	49, 79
興奮性・抑制性	81
国際10-20法	25
昏迷	70, 71

―さ行―

再導入	83, 92
再燃・再発	83
シータバースト刺激	81
刺激回数	25
刺激間隔	25, 45
刺激強度	25, 45, 47
刺激時間	25, 45
刺激条件	45
刺激日数	25
刺激の深さ	80
刺激頻度	25, 45
刺激部位	25, 46, 47
視床下部-脳下垂体-甲状腺系	18
視床下部-脳下垂体-副腎皮質系	18

持続/維持療法	64
持続的TBS	81
磁気けいれん療法	2, 84
磁性体	36, 39
膝下部帯状回	23
島	19
焦点性	80
侵襲的脳刺激	2
神経栄養因子	18
深部経頭蓋磁気刺激	13, 79
精神病性うつ病	69
説明と同意	44
前頭前野の機能低下	19
前頭前野の構造	78
前頭前野のネットワーク	78
前頭葉眼窩部	19, 23
前頭葉機能低下	12
前部帯状回	19, 23
促進反復磁気刺激	82
側頭葉内側部	23

―た行―

短母指外転筋	24, 46, 52
治療期間	45
適応	34
電気けいれん療法	2
電磁誘導の法則	10

―な行―

忍容性	44
認知機能障害	57, 58, 67, 84
脳血流	19
脳刺激法	2
脳深部刺激	2
脳代謝	19

―は行―

ハミルトンうつ病評価尺度	19, 26, 57, 60
背外側前頭前野	19, 23, 47
反復経頭蓋磁気刺激	11, 18, 34, 44, 90
非侵襲的脳刺激	2
鼻根部	48, 49, 79
左膝下部帯状回	19
不安症状	63
不安障害	63, 93
副作用	44

腹外側前頭前野	19
変動磁場	10, 80
扁桃体	23
ポジトロン放出断層撮影	18

―ま行―

迷走神経刺激	2
モンゴメリー–アスベルグうつ病評価尺度	26
問診	39

―や・ら行―

薬物療法	90
有害事象	36
両側性rTMS	66

―A―

abductor pollicis brevis muscle：APB	24, 46, 47, 51
accelerated rTMS：aTMS	82
active刺激	12, 27
anterior cingulate cortex：ACC	23
APB point	25

―B―

BA 9/46	23
BA 24/32	23
BA 11	23
BA 25	23
belly-tendon	52
brain-derived neurotrophic factor：BDNF	18
brain stimulation	2

―C―

c-FOS	19
continuation TMS：cTMS	91
continuous TBS：cTBS	81
convulsive therapy	2

―D―

deep brain stimulation：DBS	2
deep transcranial magnetic stimulation：DTMS	79
depth	80
dorsolateral prefrontal cortex：DLPFC	23

索引

DUSP-1 19

— E —
electroconvulsive therapy：ECT 2
Epworth sleepiness scale 59, 61

— F —
focality 80
functional connectivity 23
functional MRI：fMRI 23

— H —
Hコイル 13
Hamilton Depression Rating Scale：HAMD 19, 26, 57, 60
HPA axis 18
HPT axis 18
hypofrontality 12, 19

— I —
inion 49, 79
intermittent TBS：iTBS 81
invasive brain stimulation 2

— M —
magnetic resonance spectroscopy：MRS 18
magnetic seizure therapy：MST 2, 84

maintenance TMS：mTMS 91
medial temporal regions：MT 23
Michael Faraday 10
Montgomery-Åsberg Depression Rating Scale：MADRS 26
motor evoked potential：MEP 25, 51
motor threshold：MT 24
MRスペクトロスコピー 18

— N —
nasion 48, 49, 79
Neuronavigation 25
noninvasive brain stimulation 2

— O・P・Q —
orbitofrontal cortex：OFC 23
positron emission tomography：PET 18
quadripulse stimulation：QPS 13

— R —
reintroduction 83, 92
repetititve transcranial magnetic stimulation：rTMS 11, 18, 34, 44, 90
rTMSの禁忌 36
rTMSの抗うつ機序 23

rTMSの刺激条件 25
rTMSの適応 34
rTMSの問診票 45
rTMSの有害事象 36

— S —
sham刺激 12, 66, 90
subgenual cingulate cortex：SCC 23

— T・V —
theta-burst stimulation：TBS 13, 81
TMSの禁忌 6
TMSの原理 10
TMSの適応 6
TMSの副作用 6
TMSの歴史 12
transcranial alternating current stimulation：tACS 2
transcranial direct current stimulation：tDCS 2
transcranial magnetic stimulation：TMS 2, 4, 12
vagus nerve stimulation：VNS 2

— 数字 —
5 cm法 47, 77
8の字コイル 10
^{99m}Tc-ECD SPECT 19

うつ病のTMS療法		定価(本体4,000円+税)

2016年7月10日　第1版第1刷発行

編　集　鬼頭　伸輔
　　　　(きとう)(しんすけ)

発行者　福村　直樹
発行所　金原出版株式会社
　　　　〒113-8687 東京都文京区湯島 2-31-14
　　　　電話　編集(03)3811-7162
　　　　　　　営業(03)3811-7184
　　　　FAX　　(03)3813-0288　　　　　　　Ⓒ 2016
　　　　振替口座 00120-4-151494　　　　　検印省略
　　　　http://www.kanehara-shuppan.co.jp/　Printed in Japan

ISBN 978-4-307-15072-9　　　印刷・製本／三報社印刷㈱
　　　　　　　　　　　　　　　デザイン／近藤企画

|JCOPY|〈㈳出版者著作権管理機構　委託出版物〉
本書の無断複製は著作権法上での例外を除き禁じられています。複製される場合は，
そのつど事前に，㈳出版者著作権管理機構（電話 03-3513-6969, FAX 03-3513-
6979, e-mail : info@jcopy.or.jp）の許諾を得てください．

小社は捺印または貼付紙をもって定価を変更致しません．
乱丁，落丁のものは小社またはお買い上げ書店にてお取り替え致します．

2013・7

脳卒中リハの限界に挑む，最新の磁気刺激治療を解説した実践書!!

脳卒中後遺症に対する rTMS治療とリハビリテーション

編著 安保 雅博　東京慈恵会医科大学
リハビリテーション医学講座主任教授

角田 亘　東京慈恵会医科大学
リハビリテーション医学講座准教授

慢性期の脳卒中後遺症はよくならないのか？ いま，脳卒中リハの「定説」とされてきた知見が揺らいでいる。最新の磁気刺激治療「rTMS」を駆使して脳「可塑性」を高め，機能回復の限界を打ち破ろうとする本書のアプローチはまさにその好例。上肢麻痺，失語症，嚥下障害，下肢麻痺の4項目におよぶ障害別プロトコールをはじめ，磁気刺激のリハをリードする慈恵医大のメソッドを凝縮した「これからの脳卒中リハ」を切り開く一冊。

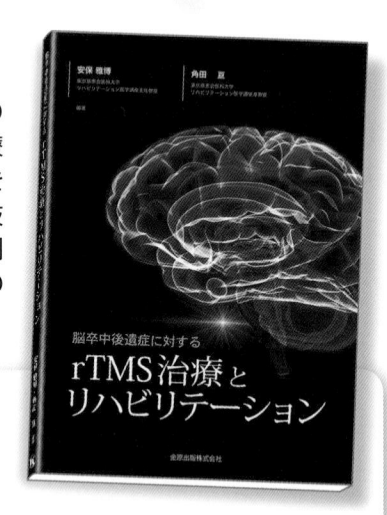

主な内容

1章 rTMS治療とリハビリテーション
　TMSの原理／高頻度rTMSと低頻度rTMS／ほか

2章 上肢麻痺に対するrTMS治療
　病態・治療法の現状／低頻度rTMSと集中的作業療法併用のプロトコール／ほか

3章 失語症に対するrTMS治療　病態・治療法の現状／右前頭葉への低頻度rTMS／ほか

4章 嚥下障害に対するrTMS治療　病態・治療法の現状／rTMS適用と嚥下リハ併用の考え方／ほか

5章 下肢麻痺に対するrTMS治療　下肢麻痺と上肢麻痺との相違点／ほか

6章 症例紹介（TMS装置の取り扱い解説も含めて）　解説：TMS装置の取り扱い（MagProの場合）
　症例1：NEURO-15における作業療法でADL指導を重視し，麻痺側上肢運動機能の向上をADLに結びつけた症例
　症例2：NEURO-15終了後，外来でrTMS治療を継続することで，書字動作が自立し復職を果たした症例／ほか

7章 これからのrTMS治療　BoNT-A併用療法／レボドパ併用療法／他の刺激modalityの実用性

読者対象　医師（リハビリテーション科，神経内科），PT，OT，ST　など

◆B5判　176頁　72図　原色6図　　◆定価（本体4,600円+税）　　ISBN978-4-307-75037-0

金原出版　〒113-8687 東京都文京区湯島2-31-14　TEL03-3811-7184（営業部直通）　FAX03-3813-0288
本の詳細，ご注文等はこちらから → http://www.kanehara-shuppan.co.jp/